90后
做妈妈

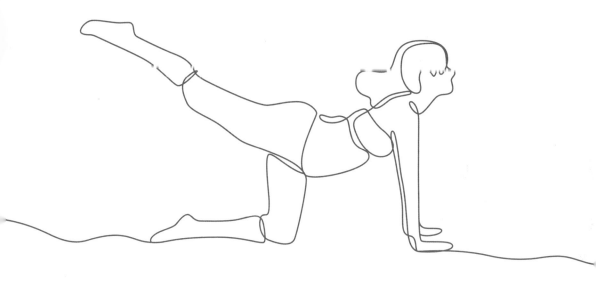

坐月子，
这样更轻松

北京协和医院妇产科主任医师、教授
国家卫计委国产营养项目组专家

马良坤 编著

中国轻工业出版社

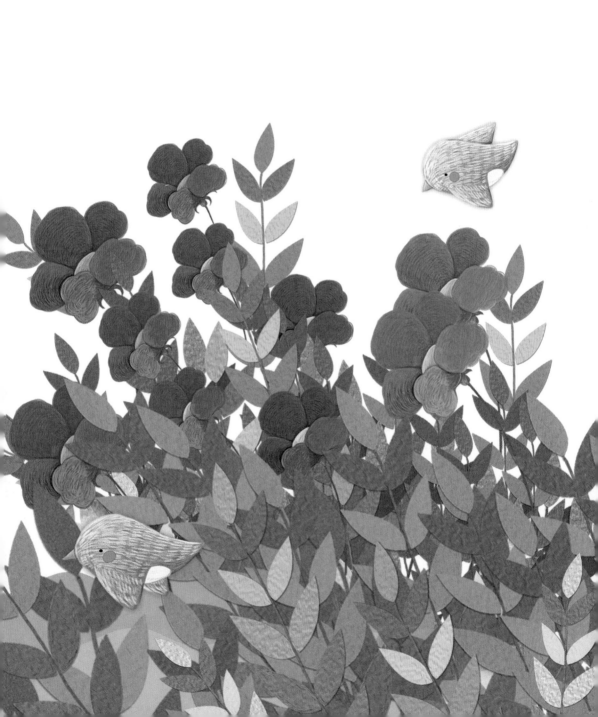

图书在版编目（CIP）数据

坐月子，这样更轻松 / 马良坤编著. — 北京：中国轻工业出
版社，2020.7

（90后做妈妈）

ISBN 978-7-5184-2942-4

Ⅰ.①坐… Ⅱ.①马… Ⅲ.①产褥期—妇幼保健—基本知识
Ⅳ.①R714.6

中国版本图书馆CIP数据核字(2020)第050458号

责任编辑：由　蕾　　策划编辑：朱启铭　　责任终审：李建华
封面设计：奇文云海　　版式设计：刘　涛　　责任监印：张京华

出版发行：中国轻工业出版社（北京东长安街6号，邮编：100740）

印　　刷：北京博海升彩色印刷有限公司

经　　销：各地新华书店

版　　次：2020年7月第1版第1次印刷

开　　本：787×1092　　1/16　　印张：13

字　　数：130千字

书　　号：ISBN 978-7-5184-2942-4　　定价：48.00元

邮购电话：010-65241695

发行电话：010-85119835　　传真：85113293

网　　址：http://www.chlip.com.cn

Email：club@chlip.com.cn

如发现图书残缺请直接与我社邮购联系调换

181484S3X101ZBW

前言

　　刚出生的宝宝带来的惊喜与愉悦还没有过去，此时全家人的目光一定是恨不得每分每秒都放在这个小宝贝身上。但是在兴奋的同时，也要同样关注产妇，妈妈的身体恢复同样也很重要。在照顾宝宝之余，妈妈也一定要照顾好自己的身体，尽快从十月怀胎的状态中恢复过来，调整好自己的心态与健康，为自己的未来做好规划。

　　本书讲述了新手妈妈分娩后会碰到的从心理上到生理上大大小小的问题以及解决方法，教会新手妈妈用最正确最科学的方式调养恢复，保持乐观的心态以及良好的家庭关系与氛围。书中还包含了分娩后适合新手妈妈的饮食以及瑜伽指南，让产妇在补充足够营养的同时慢慢恢复体形，以及应对分娩后身体可能会产生的种种不适。心理健康是决定一个家庭是否能平稳度过这一敏感时期的重要因素。本书中有针对分娩后情绪不稳定妈妈的心理疏导，让妈妈迅速进入状态，为宝宝的健康成长做好充足的准备，让新的家庭和睦而又温馨。

　　本书中所有内容均来自专家建议与指导，但由于每个妈妈身体状况与条件不一样，本书中未能全部涵盖，请读者谅解。如若出现紧急情况，请一定立刻去医院寻求专业人士的帮助。

目录

第二章　新手妈妈，你了解月子期吗◆42

第三章　月子期的休养与护理◆68

第四章　产后瑜伽与运动 ◆88

第五章　月子期合理膳食 ◆106

第六章　妈妈的美味月子餐 ◆142

第七章　为宝宝打造爱的小窝◆200

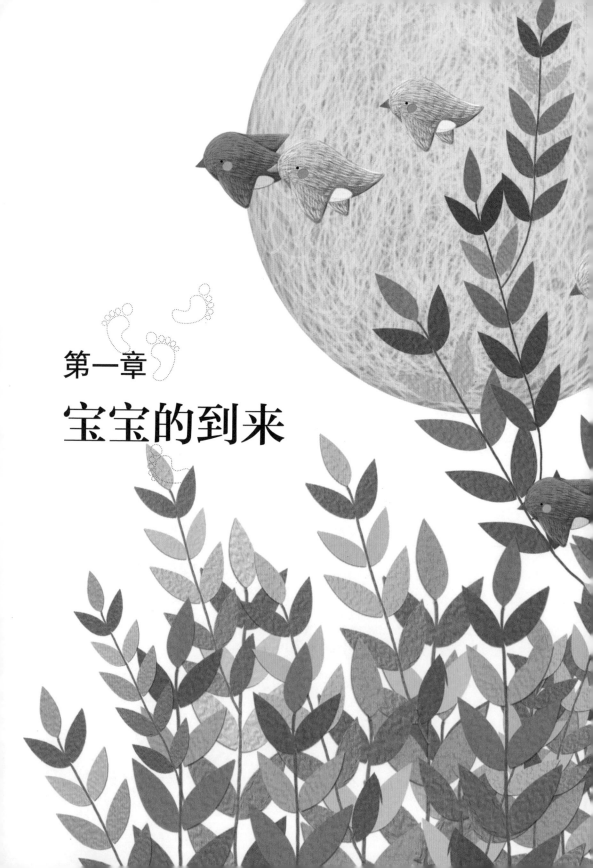

第一章

宝宝的到来

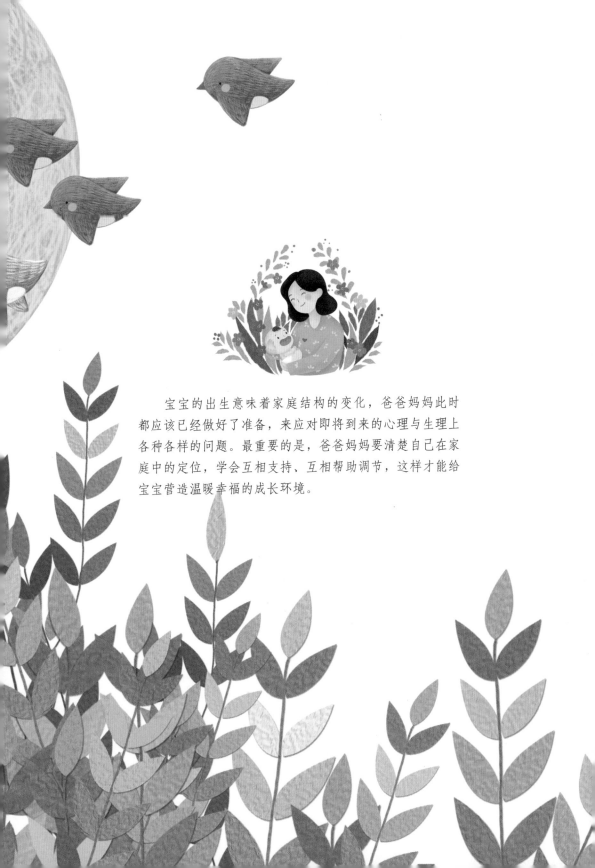

　　宝宝的出生意味着家庭结构的变化，爸爸妈妈此时都应该已经做好了准备，来应对即将到来的心理与生理上各种各样的问题。最重要的是，爸爸妈妈要清楚自己在家庭中的定位，学会互相支持、互相帮助调节，这样才能给宝宝营造温暖幸福的成长环境。

组建自己的家

家庭教养

　　家庭教养塑造了一个人为人处事的方式。比如，有些家庭十分民主，大家经常一起商讨问题，有些家庭则比较专制，容不得不同的意见。这些不同的家庭氛围是由不同的父母营造出来的，蕴含着父母的期望及影响力，并且逐渐形成规则。而最有约束力的规则往往是在潜移默化中形成的。

你的家庭是什么样的

　　回想一下你的父母是怎样彼此关照、共同承担家庭责任的，这对你会有一定的启发作用。你可能认同他们的家庭观，也可能想开辟一条属于自己、适合自己的路，想必你的爱人也是如此。不管你对父母处理家庭问题的方式是否认同，他们都会对你产生极大的影响。等你有了第一个小孩后，会更深刻地体会到这一点。你们夫妻双方的家庭教养也将经受考验，家庭能否和睦，取决于你们的家庭教养是否可以和谐地融为一体。有些夫妻比较幸福，他们拥有可融合的价值观和家庭观；而有些夫妻则由于双方观念存在着差异，导致家庭中出现不和谐的音符，需要用心经营。

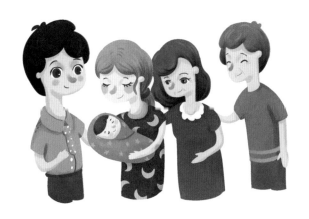

成为母亲

当你为人母后，在家庭中的角色也发生了变化。虽然你仍是父母的孩子，但与父母的关系却发生了变化。这时，父母可能成为你亲密的朋友，你与父母的关系更融洽、更简单。你会更加明白，父母在过去的这么多年来为你付出了很多很多，你开始体会到为人母对儿女的一片良苦用心。

你的父母与你的家庭

当然，并非所有刚做父母的人都如上文所说，有时候情况可能恰恰相反。有些人担心父母会过多地干涉自己的新家庭。你的父母可能仍喜欢管束你，他们仍把你当成孩子，不能接受你已经长大成人，已经有自己的生活方式这个事实。既要让父母做他们想做的事，又不能让他们真的干涉你的新家庭，这需要智慧。当你觉得自己仍受父母管束时，尽管他们可能出自一片好心，你仍需要给自己一个可接受的范围，坚持自己的某些决定。最好以友好、温和的方式坚持自己的选择，这样才会被认可、受尊重。

夫妻间的相处

　　融洽、和谐的夫妻关系是一家人一起生活、相互信任的基石。随着时间的推移，夫妻之间的关系会发生较大的变化。有些事情会增进你们之间的感情，给你带来快乐，让你感受到对方的支持，心里更有安全感；有些事情则会考验你们彼此之间的关系。

夫妻间的亲密行为

　　保持亲密接触是维系良好夫妻关系的一种办法。其实，并非所有的亲密接触都与性生活有关。两个人身体上的亲密接触，可以使浪漫的爱情之火长燃不熄。夫妻之间相互信任、相互理解，敞开心扉进行交流，可以使两个人更加亲密无间。夫妻间亲密的举止胜过言语之间的交流，比如一个人躺在另一个人怀里看电视，两个人互相按摩，走路时两个人牵着手，等等。许多夫妻认为有了孩子可以使两个人更加亲密，因为宝宝是他们爱情的结晶和共同的希望。但有时候，宝宝的出生也会起反作用，因为这时你们又有了新的需求。

夫妻间的性生活

　　宝宝出生后，完全恢复性生活是一个循序渐进的过程。有些夫妻在宝宝出生后不久就开始过性生活了，但大部分夫妻在宝宝出生数周或数月后才开始过性生活。夫妻两人为迎接宝宝的出生，已经身心俱疲，需要一段时间来调整。女性分娩后也需要一段时间来恢复元气。在产后阴道出血和产后疼痛恢复之前，大部分女性不想过性生活。

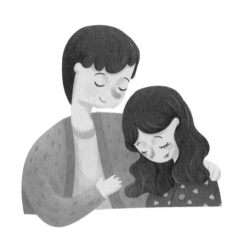

爸爸爱妈妈，妈妈也爱爸爸

在宝宝刚出生后的一段时间里，初为人父母的你们总会欣喜异常。你们会为宝宝的到来热烈庆祝一番，并把所有精力都放在宝宝身上，这都是正常的。这期间，你们是夫妻、朋友，也是情侣。此外，父母身份还会成为夫妻关系的一个新起点，为你们重新燃起浪漫的爱情之火创造契机，也可以让你们更加信任、尊重对方。爱的表达方式有很多种：关心、体谅、身体上的亲密接触、性生活、小手势、言语交流，等等。有时候，无法用语言和心情来表达心中的爱，而行动比语言更能进行爱的交流。

生活中的分歧总是有的

几乎所有夫妻都会经受困难的考验，面对着一系列家庭问题，夫妻两人可能会惊奇地发现：我们之间似乎有太多的不同意见了。你们常常会有意无意地像自己的父母那样处理问题，并且都认为自己是对的。在这种情况下，争吵难免越来越多。如果你们在许多方面经常有不同的看法，也不用担心。只要你们能够客观公正，看到对方正确的一面，你们的关系就会更加融洽。不过，如果冲突无法避免，两个人的意见无法统一，则需要时间和耐心来解决。

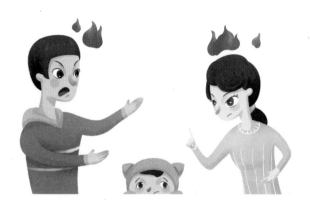

沟通与交流是解决问题最好的办法

交流是人际关系的核心所在。交流不只是口头语言的表达，更多的是肢体语言的表达和说话的语气和语调。

人与人之间的交流总会遇到这样或那样的问题，不管是在什么样的家庭中，不管你面对的是什么样的人。如果每个家庭成员都能以积极的态度来处理这个问题，你们很快又能和睦共处。在宝宝出生后的一段时间内，夫妻关系似乎尤为脆弱。

请记住：这段时间，夫妻情感不和并不一定是最终的结局，这可能只是你们感情发展过程中的一个过渡阶段。

心平气和地面对愤怒和冲突

发怒是人的正常情绪，但走出自己的愤怒情绪并不容易。有时候，你会发现自己受制于愤怒的情绪而不能自拔，这时最好的解决办法就是承认、接受这一点。当你生气时，你往往向别人发火，把责任推到别人身上，尽管事实上你可能是在为自己的所作所为生气。

当你生气时，最好的办法就是清醒地认识到生气与否全在于你自己。学会倾听，就能听懂自己和对方。你可以试着通过不伤害家人的方式把情绪发泄出来，比如剧烈运动，坐在车里把嗓门提到最高，大喊或大骂几句。此外，可以试着一个人单独待一会儿，自言自语说说心中的愤怒情绪，实在不行，再大声宣泄一下。

Tips：

亲密的接触点燃爱的火花

对于夫妻来说，最重要的是两个人有充足的时间待在一起，这对你们大有裨益。如果你认为你们待在一起的时间并不充裕，不妨试试下面的建议，也可以想一下其他办法。

➕ 当你们和朋友一起出去玩时，可以叽叽喳喳地一起谈天说地；当你们和宝宝待在一起时，可以偎依在一起，或者偶尔亲吻一下对方。

➕ 当两个人都在家里时，可以燃上几支蜡烛，放一些悦耳的音乐，做些美味可口的食物（彼此喂着吃感觉会很不错），营造一种浪漫美妙的氛围，小两口一起聊聊天，好好交流一下。

➕ 每天入睡前，为爱人轻轻地按摩，这可以使你们放松下来，并且感觉很舒服。轻轻抚摸对方的身体也是一种爱的表达方式，这可以让你们感到很亲密，更加信任对方，还可以增进你们的感情，尤其在你们两人都感到没必要过性生活时更为重要。

➕ 你可能喜欢和爱人一起非常舒服地泡澡或淋浴。打开微弱的灯光，慢慢地为对方脱下衣服，洗完后为对方擦干身体，到卧室后再为对方做个按摩。

➕ 如果你们都很忙，那一定要预留出两个人要一起度过的时间。即使你觉得这种约会方式让你有些尴尬，也要信守诺言，不能让你们的约会泡汤。当你们中有一个人觉得心烦意乱或孤单时，这种约会尤为重要。当你们两人待在一起时，哪怕半小时也好，可以讨论一下对性生活的感觉，或是一些让你们感到紧张不安的问题。积极倾听也是一种技巧，并且对你们十分有帮助。

➕ 是否能找个人代为照顾宝宝一天，然后和爱人一起出去转转呢？你们可以找个宾馆，两个人共进晚餐，然后一起入睡，早上一起醒来，而不被宝宝打扰。

➕ 当你们因工作关系或其他业务而两地分居时，可以多通电话，给对方发 E-mail 或用微信多联系，这样可以增进你们的感情。

选取最佳的时机解决问题

当你们出现冲突时，应该找一个合适的地方和时间来解决。如果当时宝宝正在哭闹，或者对方正在做饭，或者你只有 5 分钟的空闲时间，尽量先别陈述自己的观点。你可以在驾车去长途旅行时，或者在听着柔和的音乐、享受一顿轻松的美餐时，再说出自己的观点和意见。有时候，你们需要第三者以朋友或顾问的身份帮忙分析一下你们各自的观点。

成为好的倾听者

抽出一段安静的时间，好好听听对方说的话。

听对方说话时，注意别走神。一旦走神，要尽快收回自己的思绪，认真听对方在说什么。如果此时你想发脾气，应尽力克制，然后继续倾听对方的讲话。

不过，如果你认为自己是对的，而对方是错的，做到认真倾听对方讲话会更加困难。这时候，你要意识到对方的观点虽然和你的观点不同，但可能也是有理有据的，因为解决一个问题往往有多种方法。最初，做到这一点并不容易，尤其当你确信自己正确而对方错误的时候，但实践多了，做起来就会简单些。

如果夫妻双方每人每周都有一两次"倾听"和"被倾听"的机会，你会惊讶地发现你们之间的许多意见分歧悄然消失。试着全面地表达自己的观点，试着承认你们的意见分歧而不要互相责备。用这种方式交谈几分钟，问题可能就解决了。重要的不是时间的长短，而是的质量。

当对方与自己意见相左时，尽量不要立即表达自己的观点，可以等会儿再回到这个问题上，想想该怎么解决。

当你们之间存在多个问题时，两个人应尽量先找到一致观点，在求同存异的基础上一个一个地去解决。

在某些方面，双方和解更有助于问题的解决。你可以试一试，最开始可以用在小问题上，慢慢地再用到大问题上。有些矛盾看似大问题，实际上是由几个小问题组成的，因此你们可以分步达成一致意见。

新手爸妈，听听对方在说什么

许多人在孩提时代就没有被人倾听过。他们往往会发现倾听别人讲话也很困难，尤其在对别人所谈论的问题持不同意见的情况下。如果你是这样的人，一定要试着改变自己。做出改变后，你会惊奇地发现，倾听和被倾听都十分有益于你们的关系融洽。积极、主动地倾听对方讲话，往往可以化解夫妻之间的矛盾，有助于找到解决问题的新方法。交流中无论是谁改变了自己的观点，双方的意见都能达成一致。

YES 策略

在月子期间，夫妻二人会发现尤其需要一些可操作性强的方法来帮助你们走出面临的困境，YES 策略是非常值得推荐的。在仔细分析心情不好的原因后，真诚地与对方进行交流。

Y你渴望什么（Yearn for）？

当你心情不好时，先找一个安静的地方待一会儿。试着想想心里不舒服的根源，到底是什么事让你不开心或垂头丧气呢？你可能想要得到不曾拥有的某些东西，你可能希望某件没有发生的事情发生。

E你期待什么（Expect）？

生气时，不妨想想你期待自己和对方做些什么呢？你想要的东西是不是合理的？认真思考之下，你也可能意识到自己的要求是不合理的——你对别人的要求可能有些过分，或者你清楚地意识到自己在家中扮演的角色。当你回头再看自己期待的事物时，就会再想一想自己到底想要什么。难道还是同样的东西吗？在某些情况下，思维及行为方式的简单改变会导致交流方式的改变。

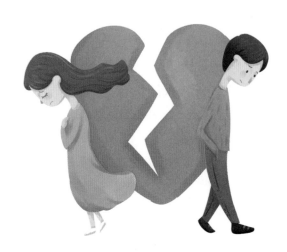

S你想说什么（Say）？

在许多情况下，如果你决定改变一下自己，那首先需要向家人说明你的想法。在经历挫折并冷静思考之后，你会发现：原来简单的几句话可能就是解决问题的关键。真诚的语言不仅是两个人商量问题的基础，还可能带来意想不到的收获；相反，如果你用挑衅的、充满敌意的语言或斥责的语气讲话，你们则可能变得势不两立。

不满的小火苗

当你心中有不满情绪时，应告诉对方，两个人一起分担，问题可能自然而然就解决了。解决争执的方式通常有许多种，"互动"方式往往是最好的。不过，前提是：两个人都乐意表达自己的想法，并考虑对方的意见；做事时考虑到两个人而不只是你自己，并且肯做出让步。最开始，你们可以用这种方法来解决一些简单问题，渐渐地可以用它来解决更有争议的、需要较长时间讨论才能解决的问题，以及不断发展变化的问题。这可以有效避免你们陷入误区——两个人都认为自己是对的，对方是错的。好好考虑一下自己打算如何处理这些问题，以温和、坦率的方式向对方说出你的想法。这些做法会深深影响你人生的许多方面。

YES 策略示例：莎拉的困境

"我丈夫总是工作到很晚才回家。他希望一回家就看到热腾腾的饭菜和收拾得干干净净、整整齐齐的房间。可是，他似乎对宝宝和我的需求感觉迟钝。我真的很累、很不满、很无助，并且我们现在相处得不太好，这让我心里很乱。"

Y你渴望什么（Yearn for）？

"我想得到丈夫的爱和支持。在照看宝宝方面，我希望他能够帮我分担一些，两个人共同照顾宝宝。我认为，两个人既然走到一起，就应该腾出一些时间来，共同分享宝宝为这个家、为我们带来的乐趣。但我们几乎做不到这一点。周末他也总是不在家。我希望我们能够成为亲密无间的一家人。当然，我也希望为自己留一点儿私人时间。"

E你期待什么（Expect）？

"我期待丈夫能为了我和宝宝，在家里多待一些时间。我期待他能放下工作，先做一个好父亲，好好考虑一下工作和家庭哪个更重要。"

S你想说什么（Say）？

"我想告诉他我心里的感受。我认为，我们可以以一种合适的方式，共同承担起照顾我们自己和宝宝的责任。这样两个人都会感觉到比较轻松，并且两个人会有足够的私人时间。我很怀念过去两个人在一起时的亲密感觉，宝宝的到来非但没有增进我们之间的感情，反而拉大了两个人之间的距离。我知道现在问题还不严重，但我确定我们应该做些什么来补救一下。我想问问丈夫，你能重新调整一下自己的工作时间吗？那样我们就有更多的时间待在一起了。"

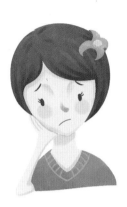

丈夫的反应可能是这样的："我在工作和家庭之间疲于奔命，我觉得我们现在需要更多的钱。每天回到家时，我都感觉很累。我能想象得出你现在的感受，毕竟，夜里你要起来3次给宝宝喂奶，白天还要一整天照顾宝宝。我不知道该怎么帮忙照顾宝宝，宝宝一哭，我心里就紧张。并且，我总感觉你不赞成我照顾宝宝的方式。等我们心情都比较轻松，宝宝也入睡时，试着好好谈谈吧！"

莎拉可能会接着说："能找个时间谈谈就好。我突然觉得我们之间的距离又拉近了。我想到了一个可以帮助我们处理一些家庭杂务的好办法——妈妈提出要每周帮我购一次物，做一顿饭。这样我就有点儿空闲时间出去了，我好想活动活动筋骨、锻炼一下。我明白工作对你来说多么重要，我希望我们可以好好利用业余时间。"

丈夫继续说："人人都说，宝宝刚出生这段时间夫妻承受的压力确实比较大。现在我相信这是真的。谢谢你现在对我的支持。你刚才一席话消除了我心中的疑虑，我们可以用各自的方式去照顾宝宝，我不再那么紧张了。我试着去和老板谈谈吧！看看他能不能允许我每周有一天早上班、早下班。在回家的路上，不考虑工作问题对我来说或许是一种解脱。"

莎拉又说："我记得妈妈总说有了我们几个宝宝之后，爸爸老也不在身边。最近几周我心里总有一种莫名的失落感，可能是因为我感觉我们似乎在走和我父母同样的路。能和你这样谈心，并且知道我们不会重蹈当年我父母的覆辙，感觉真好！"

丈夫又说："能好好谈谈这些，我也很开心。谈过之后，两个人都感觉压力小了。这个周末我们安排个时间一起度过吧！买些咱们最爱吃的东西，放部好片，放些美妙的音乐。宝宝一睡着，剩下的就是我们两个人的时间了。"

父亲是什么样的形象

做爸爸应该是一个男人经历的最美好的一件事情。这是人生的一个巨大转折点，并能带来意想不到的欢乐、喜悦、惊喜和爱意。爸爸将成为宝宝忠实的保护者、支持者和引导者。和宝宝待在一起，亲子的相互影响对父亲来说也是一个学习和成长的过程。

父亲的形象一直在随着社会发展而变化

现在，很多男人每天都忙碌于家庭生活中，这一点可能与他们的父亲不同。丈夫们越来越多地参与到妻子怀孕和生产的过程中。在许多情况下，父亲早期参与这些重要活动会对以后产生积极作用，他们很早就可以与宝宝心灵相通，会使亲子关系更加亲密。男性不再单纯扮演传统的父亲角色，不仅仅是为家庭挣钱和制定家规。

父亲的价值

在21世纪，男性仍然要问一个问题："我们现在在家庭中要扮演一个什么角色呢？"虽然这个问题已被几代人问过。男人哭能说明他依旧坚强吗？男人能保护得了妻子和宝宝吗？如果妻子和你讨论人工授精，你认为自己还有价值吗？如果离婚了，宝宝们还需要父亲吗？所有的答案都是肯定的。父亲给宝宝以力量感，这源于父亲的性格和男子汉气概。在宝宝成长的过程中，他们需要母亲，也需要父亲。例如，父亲、母亲分别是等式的左边和右边，而且宝宝可以说出妈妈、爸爸的不同。有关的研究表明，从宝宝的角度考虑，爸爸和妈妈同等重要。

陪伴是建立感情最好的办法

宝宝出生后，对多数夫妻而言，父亲与母亲扮演的角色是不同的。母亲一般会肩负起照料宝宝的大部分工作，包括白天和晚上有规律地喂养。而父亲的职责包括财力支持、接待来访者、做饭和家里的其他杂务活。但也有一些父亲在宝宝刚出生的一段时间里会一直围着宝宝转，成了宝宝最主要的照料者。如果宝宝能感觉到父母一直在接触他，他的心理会更健康，并且亲子关系也会更好。

家庭需要些什么

宝宝出生后的最初几个月里，男性开始慢慢进入父亲的角色，但这时还不太清楚家庭需要什么，需要自己做些什么。妻子体内的激素水平会促使她把所有精力放在宝宝身上。尽量不要因此责怪妻子忽略了丈夫，因为专心哺乳和保护宝宝是母亲的本性。如果丈夫感到自己置身事外，不要后退，不要紧张，而是要继续前进，让自己也融入妻子和宝宝当中去。当丈夫和妻子都很放心地让对方照顾宝宝时，相信对方可以做好时，都会感到心中的一块石头落地了。

宝宝需要什么

除了日常照料之外，宝宝主要的需求是温暖、喂养、拥抱和被周围一张张充满爱的笑脸环绕，他很喜欢观察，并与周围的人交流。每个刚出生的宝宝会表达自己的感受。数天之后，你会慢慢了解他的个性——他是否容易与别人相处、有什么额外的需求、是否喜欢被拥抱、是否容易焦虑、是否容易放松等。此外，你还会识别他哭闹的各种表现形式。等宝宝 6～8 周时，他开始向周围的人们微笑；到了 12 周时，他会发出咯咯的笑声。玩耍是使他开心的最好方式，宝宝还喜欢看着父母的脸。

妻子需要什么

妻子需要有人分享她的快乐，并疼爱她所爱着的宝宝，她还需要丈夫的支持与帮助，这样她就能全身心地照料宝宝了。这期间对新手爸爸的要求之一就是要有耐心。如果宝宝总是需要喂奶或是换尿布，并且最近妻子看上去有些冷漠与健忘，那么丈夫可能需要多做一些家务活，这是丈夫的职责。尽量避免过分批评与指责妻子，这期间她很敏感。丈夫要以鼓励和赞赏的方式指出她的错误，用温柔的口吻提出建议。在一天的辛苦工作之后，人人都渴望回家，可一回到家，正赶上宝宝哭闹，这可能使丈夫感到烦躁，并且这时妻子也很忙，没时间问候丈夫。但只要丈夫主动加入照顾宝宝的行列中，随着时间的推移，一切会慢慢好起来的。

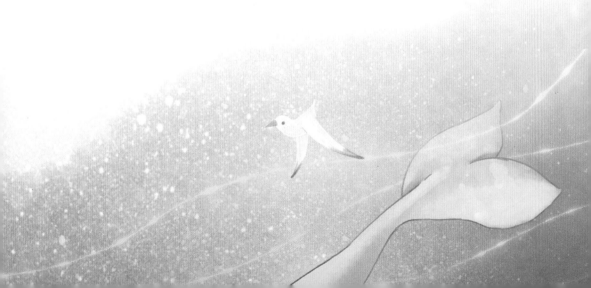

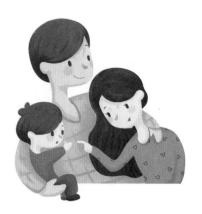

你需要什么

宝宝出生后，你需要时间来调整自己，也需要时间去了解宝宝，享受和宝宝在一起的乐趣。从你的朋友、家人或你能承受的付费服务机构那里获得尽可能多的帮助。你既要有和家人待在一起的时间，又要有属于自己的时间。你应该知道：即使你感到工作十分充实，属于自己的时间也并不等同于工作时间。看看能不能每周都为自己安排一些体育锻炼的时间，如果你即将有很繁重的工作安排，可以在一间没有妻子和宝宝打扰的房间里睡觉。你可以试着与其他父亲进行交流，这会对你很有帮助，这些人了解你的处境，能给你很好的建议。宝宝刚出生的这段时间许多父亲感到很孤独，这时他们很需要别人的支持。

寻求帮助会让你更好地适应新生活

你可能对这个新生命感到不满，因为他的到来扰乱了你以前平静的生活，你可能妒忌妻子把精力都放在宝宝身上，尽管你不想承认，但这些想法确实存在。一些新手爸爸可能会因对妻儿照顾不周，受到妻子家里人的批评。如果妻子承担了照料宝宝的全部工作，你也会感到这是不合适的。这些情况很普遍，也很正常。如果你感到烦躁或是生气，可以跟其他人谈谈，可以是值得信任的朋友、同事。你会遇到许多和你有同样想法的人，你会发现，那些满腔热情的人具有很强的感染力，可以帮你解决一些问题。许多男人也希望别人认同他们的感受。和妻子一样，丈夫们也会经历产前和产后抑郁症，这时他们也需要别人的支持与帮助。

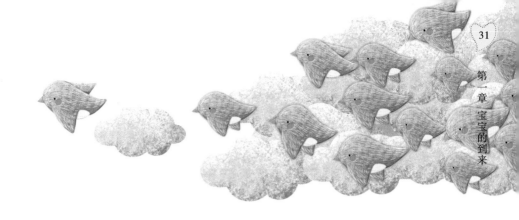

爸爸的角色卡

妻子怀孕后，你会为精子的魔力感到自豪。宝宝出生后，把他抱在怀里，会感觉很奇妙。你可能很快进入父亲这个角色，并且感觉这是你经历过的最美好的一件事。这会使你感到很充实，很有力量，充满保护欲，满怀希望。这些感受可能会持续数月或数年，你对父亲角色从适应逐渐变成情感需要。你现在的感受，可能与你对自己父亲的看法有很紧密的联系。

你的父亲是什么样的

如果你和父亲彼此尊重、相互爱护，就会从父子关系中感受到巨大的喜悦和热情，进入父亲角色后会更明显。不过，有很多时候，代沟会导致两代人不能相互理解，或者有些迷茫，不知道怎样才能做得最好。无意识地模仿自己的父亲是很普遍的现象，但最好记住这一点：你们的工作、生活环境完全不同，你们拥有不同的朋友，拥有属于自己的梦想和抱负。

你想成为什么样的父亲

如果你不想太像自己的父亲（大约 1/3 的人有这样的想法），就会有动力争取比父亲做得更好。如果你感到疑惑或内心不安，这可能是你下意识地渴望父亲的赞同所致，也可能是你接受了不同的价值观，这些都是正常的。在自己、妻子和宝宝构成的新家庭中，你在充当父亲这一角色。这时你可能想敞开心扉同父亲谈谈，认真聆听他的建议，听听父亲心中的感受，你会发现他很支持你，因为你已经长大成人了，他也会尊重你所选择的生活方式。

事业与家庭并不冲突

许多男人觉得妻子怀孕和抚育宝宝离他们很遥远，不是他们分内的事，有可能选择逃避。一些人害怕当父亲后会分心，会影响自己的事业。但是，研究表明，事业上的成功与做个好父亲没有冲突。无论作为经理、社区领导还是先进模范，父亲们如果肯花时间多陪陪宝宝和妻子，家庭关系融洽，他们在工作上往往会表现得更出色，而且会拥有一个更美满的家庭。如果你难以做到与宝宝亲密接触，可能与你在童年时代的经历有关，需要采取有效的措施来改变这一状况。好好与妻子交流一下，她会支持你的，这时你们可以安排一些一家人待在一起的时间。

情感冲突

如果你感到情绪低落、无精打采，并且这种感觉一直持续着，记得向你的妻子、最好的朋友、父亲或家庭顾问寻求帮助。情绪低落并不是你的错，你不必有负罪感，最好能向别人说说自己内心的感受，当然，通常男人比女人更不愿意向别人说这些。如果你因无法控制自己的情绪而发怒，最好寻求别人的帮助或咨询这方面的专家，这样可以解决一些潜在的问题和夫妻之间的冲突，并使你平静下来，避免伤害家人。为了防止矛盾加剧，最好的方法是在出现情绪失控的迹象时，及时去寻求别人的帮助。

为了宝宝，成为一个好爸爸

做了父亲之后，你会感觉这种经历就像过桥，似乎从桥的一端走到了另一端。你懂得了，也感受到了以前从未经历过的许多事情。这时回顾过去，你可能有一些惶恐不安。你和一些老朋友的联系越来越少了，你们的关系也淡了。不过，不要担心，你会和其他一些老朋友继续保持联系的，并且你们的关系会更好。宝宝出生后，你又结交了很多新朋友，主要是和你们一样刚做父母的年轻人，或是月嫂、医生等，并且你们会相处得很好。可以说，宝宝9个月时度过了人生最初的一段时光，你也完成了一个阶段性的工作。在这段时间里所学到的东西会让你在今后的生活中受益匪浅。

情绪复杂的妈妈

　　为人母可以说是一次真正的冒险。当你的航行一帆风顺时，会感觉这似乎是温暖、阳光明媚的一天，你乘着小船顺流而下，掩饰不住脸上灿烂的笑容。当你在困境中挣扎，并最终取得胜利时，会觉得这似乎是在登山，你身心俱疲，然而一旦爬到了山顶，就会有一种成就感。

生命的新阶段

　　做了妈妈之后，你会发现自己对生活的看法和态度发生了改变，生活的重心也在改变。这时，你会发现自己的理智似乎在减少，变得越来越情绪化了，不用过于担心，这对初为人母的你来说，极为正常。几个月之后，你就慢慢恢复到以前的状态了。

突如其来的情绪与压力

　　如果出现情感压力或情绪困惑，事情就会变得有些麻烦，并且可能给你带来负面影响。心理学家认为，在人们的生活中，怀孕、辞职、经济问题、搬家是压力最大的事。宝宝出生前后，在你身上很可能同时发生两件或两件以上这样的事。在你快做妈妈时，可以和爱人或好朋友谈谈即将面临的压力。如果无法控制自己的情绪，你可以试着展望一下美好的未来，学着做出各种选择和决定。宝宝出生后，你会发现挑战迫在眉睫，令人兴奋，因为你的下一代已经来到这个世界上，正等着你做他人生的引路人。

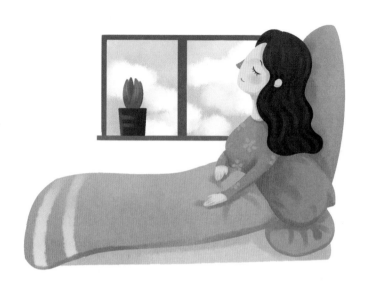

你的改变成就了家庭

从怀孕到宝宝学会爬的这 18 个月里，你对生活的某些看法会发生彻底改变。当这些改变发生时，意识到这些改变是十分重要的。它能使你从家庭生活中得到许多乐趣，还能帮你为宝宝的成长提供一个充满爱的家庭环境。

成为妈妈的得与失

成为妈妈会给你带来许多新的体验，不过你也需要在某些方面改变自己，因为得与失的平衡点在不断发生变化。你会收获许多美好的东西，家庭关系受这个新生命的感染而变得融洽、和谐。但有些日子你会觉得比较难熬，除了照顾宝宝比较麻烦外，你还会碰到一些其他困难。宝宝出生后，尽管这个新生命为全家带来了爱与希望，但同时也会令你产生失落感，这是正常的。这种失落感主要与你自己有关，在怀孕期间，你和宝宝可以说是一体的，两个人就像一个人。现在你突然感觉自己身体的一部分离你而去，感觉身体和感情突然被掏空了，而生产后身体激素水平的变化会使这种感觉更加明显。

承担更多的责任

为人母后，必然要面对很多责任和义务，很多人，不管男人还是女人都会被吓得裹足不前。承担责任，就意味着牺牲一些自由。有些父母认为这很容易做到，因为他们懂得寻求社会支持，他们精力充沛，热衷为自己创造新的机会。对那些因失去自由而感到痛心的父母来说，宝宝可能是自己富裕、理想生活的绊脚石。

被爱的幸福

母亲普遍担心宝宝是否喜欢她，尤其是经常哭的宝宝，或在宝宝长大些有了自主能力后。你不必特意去做什么事来讨好宝宝——宝宝出生前就在情感上本能地依附你，他爱你，信任你。宝宝的要求往往比较强烈，并且不断发生变化。不过，宝宝给你的回报也是一笔很大的财富。随着宝宝的成长，你和宝宝之间的距离会拉大，但他探索生活的热情反映出你对他的爱与信任。

一家人心连心

爱自己的孩子是每个家长的本能，保护孩子也是每个家长的愿望。当你抱着自己的小孩时，这种保护的本能比平时强很多倍。母亲心中对宝宝的爱不同于以往感受到的任何类型的爱。

心灵相通，表明你和宝宝已经被彼此坚定不移的爱连在一起，更确切地说，你很快进入了深爱宝宝的角色，并且你对宝宝的爱将绵绵不绝。这诠释了你对一段新生活的感受，你的信心，你的忧虑，以及你对宝宝的所有感觉，还会受到已被生活经历定型了的你的本能的影响。

与宝宝的心灵相通

新手妈妈如何做到与宝宝心灵相通，因人而异。有些孕妈在怀孕期间就做到了这一点，有些则要等到宝宝出生之后。有些妈妈感觉分娩（尤其是难产）拉大了自己和宝宝的距离，这主要发生在生产数天到数周后。能很快做到和宝宝心灵相通的母亲，往往是欢迎这个新生命的到来，并在他身上花了很多时间和精力的人。

妈妈的自尊

在人的一生中，被表扬、鼓励、训斥都会影响他的自尊。如果别人爱护你、尊重你，你也会信任自己，形成比较强的自尊心。反之，如果没人对你的成就提出赞扬，或者不受人尊重甚至曾受人凌辱，你的自尊心可能比较弱。在有了宝宝的最初一段时间里，你的自尊心可能骤起骤落。许多事情会影响你的自尊心，包括情绪、疲惫、疼痛、宝宝大哭、不规律的就餐时间、社交圈受到限制、被新家庭或他人排斥的感觉。没有了生活中一些熟悉的支撑点，比如工作，你的自尊心就会受到影响。为人母亲是一个新的角色，也是一项艰巨的挑战。对宝宝来说，你意味着一切，可能从来没有人像宝宝那样重视你、尊重你。

妈妈也会妒忌

妒忌是普遍存在于人类之中的一种情感。在宝宝刚出生后，许多父亲经常觉得自己受到排斥，固然生出妒忌之情。但是同样，妒忌心也影响着为数不少的母亲。你可能妒忌丈夫和宝宝的关系，妒忌别人拥有的自由、人际关系或经济条件。妒忌与缺乏信心也有关。如果你由于自己的家庭背景不好而觉得自己很没用，妒忌的原因就变得更加复杂。在经历了怀孕与分娩的人生巨变之后，这种情绪在缺乏安全感的坐月子期间会变得更加强烈。需要记住的是，宝宝的出生为家庭打开了一扇门，它通往新的、坚定不移的爱之河。要学会接纳对方，也包容自己与家人的不完美，不要让妒忌成为家庭关系的隐患。

消除不必要的妒忌心

消除妒忌心最好的办法，就是在工作之余，留出足够的时间陪宝宝玩。宝宝刚出生时需要精心照料，等过了这一特殊时期，要留些时间单独陪陪丈夫。如果你能和丈夫共同分享彼此的感受，你们的爱情之树就能常青。问问你的父母和兄弟姐妹，他们对小时候的你有什么看法，你可能会释放多年来心中隐藏的压抑。当你觉得抱着宝宝的感觉很好时，妒忌心可能正在远离你。你全心全意地爱着宝宝，这种爱与日俱增。如果你能以同样的方式去爱其他家人，家庭将更加和谐。当然，爱别人的同时，别忘了爱自己、照顾自己。

忧郁怎么办

对许多母亲来说，人世间最幸福的事莫过于有了自己的孩子。不过，抚育宝宝往往不是一帆风顺的，大多数人都会经历一段或几段坎坷、艰辛的时期。愉悦的心情常与愤怒、内疚、挫折感、不开心等复杂的情绪交织在一起，其实这是很自然的事。这种悲伤情绪的出现，既标志着一个生活时期的结束，也标志着另一个生活时期的开始。尽管感到悲伤是人之常情，但如果过于沉浸其中则会影响到其他人，因此有些人伤心时会服用抗抑郁药尽量让自己不再难过，或转移注意力而不去想伤心事，或将悲伤藏在心底。然而，情绪低落往往提醒你应该去处理个人问题了。度过了这段郁闷期，你会感到自己又恢复了以往的体力、精力和对生活的热情。

Tips：

当你情绪低落的时候

当你发觉自己情绪低落时，或者根据以往的经验，有潜在抑郁症的危险时，不妨想想在你怀孕期间或分娩后的感受和情绪。

虽然处理情绪问题总是比较棘手，并且需要很大的勇气。但是，如果你能真实地面对这些问题，往往会有很大收获。

不管你何时开始调节自己的情绪，改变自己，都不算早，因为你可能需要数年时间来释放自己的情感压力。不过，万事开头难，你应该有心理准备。

与宝宝一起成长

每位母亲都想为宝宝提供最好的生活、学习条件，只是方式不同罢了。作为母亲，为自己制定高目标当然是值得肯定的，但是不要忘了，没有十全十美的母亲，同样也没有十全十美的宝宝。抚育宝宝是一项长期工作，并不是一时半会儿就能做好的。你需要运用自己的天资、本能、各种技巧，还可以寻求他人的支持与帮助，这也是一个不断学习的过程。

给宝宝无条件的爱

抚育宝宝的方式很多，但并不存在绝对"正确"或"错误"的方式。在这方面没有死规则，文化背景不同，家庭情况不同，抚育宝宝的方式也不同。下面的建议会对你有所帮助。看了之后，你会了解在自己的生活方式下，应该如何力所能及地为宝宝成长提供最好的条件，同时又不为家庭制定僵化死板的目标。

✚ 爱是解决问题的关键。让宝宝感受到被爱、被需要、受欢迎，让他知道你很喜欢他不是因为他做了什么，而仅仅因为他就是他。不管在感情上还是在生活上，宝宝都希望得到父母的支持。

✚ 你和宝宝会慢慢形成一种伙伴关系，这种关系将伴随你们的一生。如果你能倾听和满足宝宝的需要，并鼓励宝宝满足你的需要，你们的关系会更加亲密和融洽。宝宝天生就有与你交流并且依靠你的欲望。在这个过程中，你也会慢慢懂得宝宝的一些语言，不仅能感觉到宝宝发出的明显信号，还能觉察到一些更为微妙的信号。宝宝会感激你爱他，不是因为他做了什么，而仅仅是因为你爱他这个人。

不同的教育理念

你抚育宝宝的观念可能与丈夫、其他家人或同事不同，可能观念的冲突会让你感到郁闷、沮丧。这时，你应该首先看看你们的想法有哪些不同之处，看自己能否认可别人的观点。积极、主动地去倾听彼此的心声，这是解决问题和冲突的良好开端。

妈妈要学会鼓励与赞美

如果宝宝在很小的时候就能得到父母的鼓励，为自己感到骄傲，他们可能就会满足甚至超越父母对他们的期望。如果宝宝小时候很少得到父母的鼓励与赞扬，并且经常对自己感到失望，那么他们可能总也达不到父母的期望。这一点你在小时候一定也体会到了。

宝宝比你想象的更敏感

在这段时间里，如果宝宝认为你爱他，不是因为他做对了什么，而仅仅是因为你爱他，那宝宝会觉得很幸福、很开心。他笑也好，哭也好，想要与人交流也好，想要你抱抱也好，开心也好，生气也好，你都应该好好爱他。如果你觉得用这种方式难以与尚未学会说话的宝宝沟通，就请记住：在宝宝能说出第一个字之前，他们实际上明白的东西多得让你难以置信，宝宝出生后的9个月，是他一生中情感模式形成的最重要的时期。

爱与学

宝宝与你的关系，会一直影响着你的幸福。有时，宝宝会激起你心中难言的情感；有时，宝宝是很好的心理医生，可以让你由悲转喜；有时，宝宝是很认真的倾听者，你可以向他倾诉心事。你自己、宝宝、你和宝宝的关系、你的家庭四者相互影响。宝宝可以教会你很多东西，其中最重要的就是，教会你无拘无束地爱别人、接受别人，同时享受被爱与被认可带来的愉悦和乐趣。

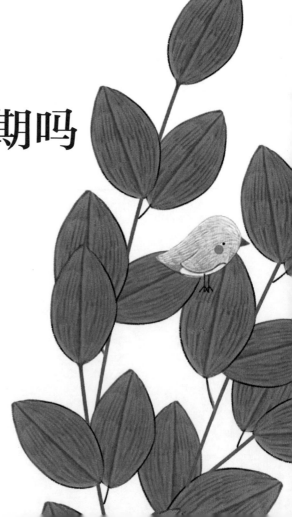

第二章

新手妈妈，
你了解月子期吗

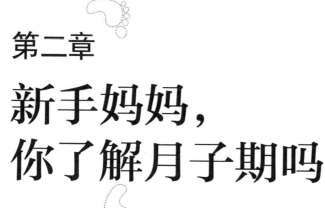

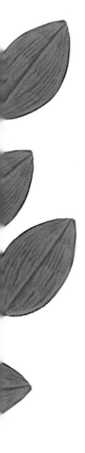

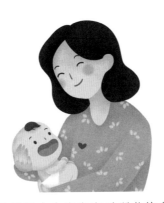

　　坐月子是新手妈妈在生完宝宝后调整恢复身体状态的重要时期，甚至会影响妈妈们以后的身体状况。了解产后的身体变化十分重要，这样才能更好地呵护自己，注意需要特殊处理的问题。许多新手妈妈对于坐月子的了解非常有限，本章会针对月子期中的常见问题给大家进行解答。

坐月子是什么意思

临近分娩，每位孕妈妈的内心都不免激动和紧张起来，一方面期待尽快见到可爱的宝宝，另一方面又因对分娩的不了解而担心。对于即将到来的月子，很多新手妈妈也是无从下手，不知道该做哪些准备。本章将帮助孕妈妈做好充分的准备，为科学坐月子创造一个良好开端。

坐月子有什么意义

分娩之后，新手妈妈精神难免出现紧张，分娩过程中会发生疼痛、疲劳、出血等状况，必须要经过一段时间的充分休息和补养，以便身体早日恢复到产前的状态。中医认为，这种因为分娩而亏损的身体调补，应该越快越好，越早调补越有利于恢复，而月子期就是充分休息和补养的最佳时间。如果过了这段时间，新手妈妈调补和休养都会打折扣，甚至身体气血亏虚的情况会更加严重。所以新手妈妈必须坐月子调补身体，这样才能更有精力照顾新生的宝宝。

月子与产褥期

月子是通俗的说法，指从宝宝出生到产后一个月的时间，即 30 天。医学上将产褥期界定为产后 6 周，也就是从胎儿、胎盘娩出，到产妇全身各器官 (除乳腺外) 恢复到孕前状态所需要的一段时间。科学地讲，坐月子的时间以 6 周为宜。

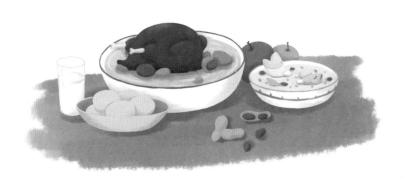

月子期调理不合适带来的困扰

对于产后气血亏虚的产妇，坐月子期间如果再耗损气血，就会患上虚劳病症，使身体更加亏虚，日后身体上的疼痛还会加剧。如果新手妈妈腰肌亏虚，而在月子期间没能及时调理，则容易患上慢性腰肌疾病。所以，月子期间调理不佳，引起的后果是因人而异的。

剖宫产和顺产对月子护理有哪些不同的要求

顺产是瓜熟蒂落的自然生理现象；而剖宫产则属于瓜熟人工蒂落的人为现象。两者大多数的调理是一样的，但因为伤口不同，在护理上也会有所不同。剖宫产属于一种手术，因此发性食物，例如豆类、海鲜类、菌类及牛、羊肉等就暂时不要吃了，最好等伤口愈合后再吃。

坐月子期间要吃什么

许多地方的月子餐讲究大热大补，但实际上产后新手妈妈体质尚虚，中医认为"虚不受补"，更何况分娩产生的大量恶露尚未排出，因此进补也需要考虑身体状况，应该按照产妇身体恢复的不同阶段分段实施。每个阶段有各自的调理重点。

妈妈的身体有大变化

如何科学度过产褥期，是每个新手妈妈都应该知道的，了解这些常识可以帮助新手妈妈更快地恢复往日神采。在这段时间，新手妈妈会出现哪些身体上的症状，哪些情况是正常的，哪些情况是不正常而需要尽快就医的，不同分娩方式的护理重点各有哪些……这一切都关乎着新手妈妈的未来生活。

阴道

分娩后阴道腔扩大，阴道壁松弛，肌张力降低，阴道黏膜皱襞因过度伸展而减少甚至消失。产褥期阴道腔逐渐缩小，阴道壁肌张力逐渐恢复，约在产后 3 周重新出现黏膜皱襞，但阴道在产褥期结束时尚不能完全恢复至未孕时的紧张度。

外阴

分娩后的外阴轻度水肿，将于产后 2~3 天内自行消退。会阴部若有轻度撕裂或切口缝合，均能在产后 3~5 天内愈合。

盆底组织

盆底肌及其筋膜因分娩过度扩张而使弹性减弱，且常伴有肌纤维部分断裂。若能于产褥期坚持做产后健身操，盆底肌有可能恢复至未孕时的状态，否则极少能恢复原状。若盆底肌及其筋膜发生严重断裂，造成盆底肌松弛，加之产褥期过早参加重体力劳动，可导致阴道壁膨出，甚至造成子宫脱垂。

乳房

当宝宝出生后，乳房就做好了哺乳的准备。在产后的 1~3 天里，乳房开始分泌初乳，初乳呈黄色，营养价值非常高，是身体最先分泌的母乳。在产后第 2~5 天，就会开始分泌白色的成熟乳，当成熟乳增加后，乳房就会迅速变大，甚至肿胀。产后 2~3 天乳房增大，皮肤紧张，表面静脉扩张、充血，有时可能因形成硬结而感到疼痛。有的妈妈会有副乳，也有疼痛感。乳房充血影响血液和淋巴回流，可导致淋巴结肿大，严重者腺管阻塞，乳汁不能排出，乳头水肿。如果体温略升高但不超过 38℃，称为泌乳热，不喂母乳的妈妈，可以在 1 周左右恢复。

乳汁分泌

母乳的生成受十分复杂的神经内分泌调节影响，妊娠期乳腺已为母乳分泌做好了充分准备。分娩前并无乳汁分泌，是受激素调节作用影响。分娩后，受体内激素变化的影响，乳房开始分泌乳汁。母乳分泌依靠宝宝吸吮刺激、排空乳房、充分休息、足够睡眠和充足水分来维持。停止哺乳后，乳汁在乳房内囤积，使局部压力增加，当没有宝宝的吸吮刺激后，乳汁就会逐渐减少，直到停止。妈妈的乳汁分泌和心理状态有很大关系。情绪变化会直接影响泌乳量，产后抑郁和焦虑情绪都会减少乳汁分泌量，而宝宝的哭声会使妈妈乳汁分泌量增加。同时，乳汁分泌会根据宝宝的需求逐渐增加，每天达到 1000~3000 毫升，产后 6 个月后逐渐下降。

乳汁排出

乳汁排出与乳汁分泌的调节机制不同，是受神经内分泌的调节，这一神经调节受视觉、听觉和精神心理等因素影响，抑郁和紧张情绪都会抑制反射，减少乳汁排出，而妈妈和宝宝之间的情感交流可以刺激这一反射，促使乳汁顺利排出。哺乳的过程是维持乳汁分泌和排出的最重要条件。在哺乳过程中，宝宝的吸吮刺激可促进泌乳，促使乳汁排出。排空的乳腺又促使乳汁再分泌，保证母乳喂养顺利进行。

乳汁的成分

乳汁的成分除了受多种激素的调节外，饮食结构也对其有很大影响。在哺乳期中，乳汁成分以脂肪变化最为明显，其次是蛋白质、糖和无机盐。

消化系统

产后消化功能逐渐恢复，胃肠道肌张力、蠕动力以及胃酸分泌需 1~2 周恢复正常。所以，产后妈妈食欲不佳，偏爱汤水是很正常的。同时，由于产后腹壁及盆底肌肉松弛，且活动量减少，因此发生便秘是很常见的。

免疫系统

分娩后，产妇的身体由维持妊娠的免疫状态转为增强机体的抵抗力，并通过哺乳将免疫因子传送给宝宝，以增强宝宝的抵抗力，这也是母乳喂养的好处之一。不过，产褥期机体的防御系统仍然较为脆弱，新手妈妈要注意休养。

腹膜

分娩时子宫急剧收缩，盆腔腹膜形成的皱褶会在产后逐渐消失；而盆腔韧带在产褥期仍然较为松弛，会在分娩后 6~8 周内逐渐恢复。

腹壁

孕期腹壁中线和外阴部的色素沉着会在产后逐渐消退，而妊娠纹则会形成永久性的瘢痕。腹壁张力的恢复需要 6~8 周才能完成，其恢复状况与产后营养、运动等都有关系。

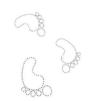

分娩后的常见症状

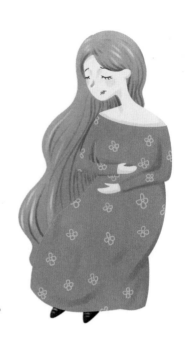

坐月子期间，产褥感染、乳腺炎、子宫脱垂、附件炎等多种严重威胁产妇健康的疾病都可能发生。了解相关的情况，保持警觉，才能更好地恢复体力，享受新生活的快乐与幸福。

体温升高

多数产妇的体温都能维持在正常范围。如果产程较长，体温可能会在产后 24 小时内略微升高，通常不超过 38℃，很快就会恢复。产后 3~4 天因乳房血管、淋巴管充盈，乳房充血肿胀也可能引起发热，但通常不超过 38.5℃，并且不会超过 24 小时。这些是生理性的发热，不属于疾病。如果持续发热超过 24 小时，就有可能是感染了，需要及时进行治疗。

产后宫缩痛

在产褥期的最初 3~4 天，由于子宫收缩而引起下腹部剧烈疼痛，称为产后宫缩痛。这种疼痛多发生在经产妇，特别是双胞胎妈妈或分娩过快者身上，初产妇的宫缩痛较轻。产后宫缩痛是由于子宫恢复过程中持续且强烈的收缩，引起局部组织缺血、缺氧，或神经纤维受压而出现的剧烈阵痛。疼痛时，于下腹部可摸到或看到隆起而变硬的子宫。哺乳时，宝宝吸吮乳头，会反射性地引起子宫收缩，所以在哺乳时宫缩痛更为显著，疼痛时自阴道排出的恶露量也较多。这种宫缩痛，通常在产后 3~4 天自然消失，不是什么病症，不必担心。

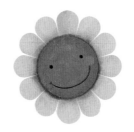

恶露排出

产后从阴道排出来的分泌物称为恶露。产后最初几天恶露量比较多，颜色鲜红，称为血性恶露，其中除血液及坏死的蜕膜组织外，还有胎膜的碎片等。产后 3~5 天，恶露变为淡红色，所含的血液量较少，而含有较多量的宫颈黏液及阴道渗出液，还有坏死的蜕膜、白细胞及细菌，这种恶露称为浆液性恶露。产后 10~14 天，恶露呈白色或淡黄色，内含大量白细胞、蜕膜细胞、阴道上皮细胞、细菌及黏液等，称为白恶露。正常恶露有血腥味，但无臭味，通常在产后 3 周左右就干净了，少数可达 6 周。通过观察恶露的量、颜色及气味的变化，连同观察子宫的大小状况，便可了解子宫的恢复情况及有无感染发生。

排便与便秘

大多数产妇都会受到便秘困扰，有时产后好几天都未解一次大便。导致便秘的原因有：产后最初几天，产妇的食欲差、进食少；卧床时间较多，缺少运动，以致肠蠕动功能减弱；腹肌及盆底肌松弛，腹肌力弱，无力解大便等。产后便秘切不可用强力泻药，以免腹泻影响乳汁分泌。可在医生指导下口服乳果糖溶液，每日清晨服用 15~30 毫升；或用开塞露，每日 1~2 支，注入肛门，以刺激直肠，引起排便反射；还可以用温肥皂水灌肠，将积存在直肠内的干粪块清除。通便后，产妇会感到轻松舒适。

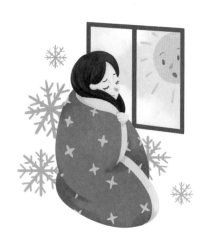

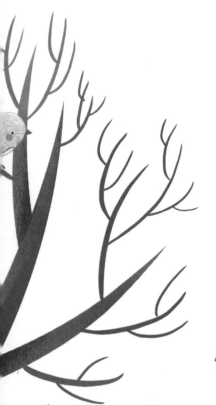

褥汗

产后容易出汗，一觉醒来总是满身大汗，尤其夏天出汗就更多了。这是因为产前体内潴留的水分要及时排出，产后恢复过程中的代谢废物也需要排泄，故皮肤的排泄功能比较旺盛，导致出汗多，尤其在入睡后和初醒时更为明显，这都属于正常的生理现象。这种出汗称为褥汗，分娩后数日会自然减少，不必治疗。但要随时用干毛巾擦汗，最好每晚用温水擦澡1次，还应勤换内衣裤，以防感冒。

怕冷

生完孩子后的一段时间内，产妇常因为分娩用力造成的肌肉紧张感突然消除，加之大量出汗而有寒冷的感觉，这时可以喝些热的红糖水缓解，这种不适感会很快消失。

口渴

产后最初几天，产妇常会感到口渴，这时及时补充水分对身体恢复是有益的。

新手妈妈生产后的护理与注意事项

民间有许多关于坐月子的陈规陋俗，会给新手妈妈带来困惑和压力。所以，新手妈妈会在月子期间面临一系列的挑战，但是只要新手妈妈坚定信心，对多元化的信息保持去芜存菁的态度，学习科学的产褥期知识，找到最适合自己的坐月子方式，就可以顺利地度过这个生理与心理的调整过渡期。

产后 2 小时

临床上将产后 2 小时称为第四产程，需要在病房观察。这段时间每 15~30 分钟要测量一次血压和脉搏，根据指征可能会增加测量次数。这时会有医务人员帮助新手妈妈第一次哺乳，还要观察产妇阴道出血量，并定时摸清宫底位置，以便了解子宫收缩情况。若出现子宫收缩不良的情况，应透过腹壁按摩子宫，增强子宫收缩力，减少阴道出血状况。

早期活动

顺产的妈妈在产后第二天便可在室内进行轻微的活动。剖宫产分娩的妈妈平卧6~8 小时后，可以翻身活动及侧卧；拔除导尿管后，便可以坐起来，在床上活动；手术 24~48 小时后，输液完毕，可在他人协助下在室内活动。

Tips:

什么叫早期活动

我们提倡产后早期下床活动，是指轻度的床边活动或做简单的日常家务，并不是让产妇过早地进行体力活动，更不能过早地从事重体力劳动。产妇在分娩后 3 个月内，应避免做重体力劳动或剧烈运动，避免久蹲及搬、扛重物，以免发生阴道壁膨出或子宫脱垂。

产后早期活动益处多多

早期活动能促进机体各项功能的恢复，如促进膀胱功能的恢复，降低泌尿系统的感染率；增强胃肠道的功能，提高食欲，减少便秘；有利于盆底肌肉、筋膜紧张度的恢复；促进子宫的恢复及恶露的排出；特别是剖宫产分娩及患心脏病的产妇，还可以减少下肢深静脉血栓的发生。

观察恶露

住院期间，每天早晨查房前，要提前排尿，以便医生能准确检查子宫恢复的情况。同时，要告诉医生恶露变化的情况，通常血性恶露约持续 3 天后转为浆液性恶露，大约 2 周后变为白色，2~3 周后干净。

外阴护理

外阴部由于其生理特点，易被尿液、粪便及阴道分泌物所污染。尤其在产后，恶露自阴道流出，外阴部更易受到污染，如不注意卫生，便容易发生产后感染。具体的护理方法是：保持外阴清洁，垫上卫生巾；住院期间，每日清晨会有护理人员给予外阴冲洗及消毒处理；出院后，自己可以用温水棉球或纱布，在大、小便后擦拭外阴部，拭去恶露。擦拭时，应先擦阴阜部及两侧阴唇，最后擦至肛门，切不可由肛门开始向前擦拭。产妇早期下床活动，可以促进恶露排出，还可以减少感染。

顺产侧切护理

会阴部有裂伤或侧切伤口，如果伤口肿胀、疼痛，可用 50% 硫酸镁溶液热敷于患处。卧床时，应卧向侧切伤口的对侧，以防恶露流出污染伤口，造成感染。

可以出院啦

没有并发症的顺产产妇住院时间是 3~5 天，剖宫产产妇是 5~7 天。

休息和运动

当有了宝宝后，整个家庭会面对特殊的挑战，尤其是新手妈妈。为了能够从生理和心理上逐渐恢复，妈妈需要充分的休息。当然，还需要平衡好大人的需求和宝宝的需求之间的关系。大多数的新手父母会感到精疲力竭，照顾宝宝几乎耗尽了他们所有的精力，如果有空闲的时间，也只能用来睡觉、吃饭、洗澡了，根本没有自己的独立空间和自由时间。其实只要稍稍用心，新手妈妈就能够做出非常好的安排和平衡。首先应把身体恢复作为首要任务，只有照顾好自己才能更好地照顾宝宝。

月经恢复

母乳喂养的妈妈通常在产后第二个月至产后一年半之间月经复潮，不哺乳的妈妈通常在产后 4~8 周月经复潮。但由于个体差异很大，具体的时间也很难准确。

排卵恢复

母乳喂养会推迟排卵，当排卵恢复时，月经也会随之恢复。有一些产妇在产后 42 天就会恢复排卵，哺乳的妈妈比不哺乳的妈妈排卵恢复要晚很多。每天哺乳 7 次以上，每次 15 分钟以上会推迟排卵的恢复。要注意，排卵并不一定伴有出血，而出血也有可能是无排卵的。

产后性生活与避孕

产后什么时候可以过性生活？这需要通过产后 42 天的检查，根据产妇身体恢复情况来定。无异常情况者，可以在产后 2 个月以后恢复性生活。在此期间，夫妇双方要互相体谅、配合，并充分了解不应过性生活的原因，待女方身体完全恢复后，再开始性生活。罹患产褥感染或由于难产、剖宫产等身体恢复较慢的妈妈，则应待疾病痊愈、身体完全恢复健康后，再过性生活。

Tips：

产后不可忽视的征兆

　　大多数的新手妈妈都能愉快地度过产褥期，但是当出现以下症状时，应该提高警惕，及时就医。

➕ 持续发烧 38℃ 以上，可能是子宫、尿道、乳腺、会阴切口或撕裂口、剖腹产切口等发炎，或者其他疾病引起的。

➕ 乳房上有红色发热并疼痛的区域，伴随发烧和疼痛，很可能是乳腺感染。

➕ 尿血或尿道有灼烧感，可能是尿道炎。

➕ 阴道疼痛、发痒，或伴有臭味的分泌物，可能是子宫或阴道发炎。

➕ 会阴疼痛加剧、会阴伤口处流脓或有臭味分泌物，可能是刀口或伤口感染。

➕ 剖宫产刀口破裂或有脓状分泌物，可能是刀口感染。

➕ 任何突然出现的新的疼痛都可能是子宫感染或手术刀口感染。

➕ 不能排尿，可能是尿道口肿胀或尿道损伤。

➕ 流出的血液凝结块比柠檬大或在 1 小时内流血量过大，可能是胎盘滞留或子宫发炎。

➕ 腿部出现肿胀，呈红色，且发热，有触痛感，可能是血管内出现血栓。

➕ 重度头痛，特别是站起来时疼得更厉害，可能是硬膜外注射或脊柱麻醉导致的头痛。

➕ 盆骨处疼痛和触痛，难以行走，可能是耻骨之间的软组织分离。

➕ 严重焦虑、恐慌或抑郁，无法控制地痛哭，脾气大，心跳加速，没食欲或失眠，呼吸困难，可能都是产后情绪障碍的特征。

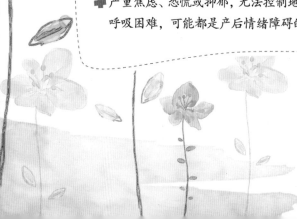

产后 42 天随诊

　　女性在妊娠期间体内所发生的各项生理变化，在产后都会逐渐恢复到原来的状态。为了解恢复的情况，当产褥期结束时，应给妈妈进行一次全面的身体检查。一旦发现问题或异常，可以及时根据医生指导进行处理，从而保障妈妈的身体健康。这项检查通常安排在产后 6~8 周进行，若有不适，可以提前进行检查。

42 天随诊都要检查什么

　　医生首先通过询问病史，了解妈妈的产后生活、新生儿喂养情况及恶露排出情况。检查的内容包括，测量血压、体重，检查子宫恢复及两侧附件的情况、腹部及会阴部伤口愈合情况、盆底托力、乳房及泌乳量等。凡1年内未检查过宫颈抹片者，应予以补查。有妊娠期并发症或合并症者，除上述一般检查外，还应根据各自不同情况进行必要的特殊检查。

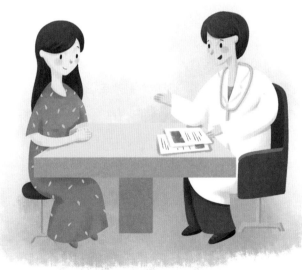

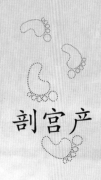

剖宫产

剖宫产妈妈除了同顺产妈妈一样，要经历一系列生理变化，努力适应有宝宝的生活之外，还要经历术后的恢复，忍受刀口处和腹部的疼痛。

充分休息与合理运动帮助妈妈快速恢复

在最初的两周内，剖宫产妈妈休息得越充分，恢复得就越快。不要急于干家务活，最好取消非必要的日常活动。除了宝宝外，不要提举任何重物，循序渐进地增加活动量。经常性的、柔和的运动不仅有利于增强体力，而且可以避免便秘和胀气痛。应先从短程的漫步开始，当感觉身体状态足够稳定时再小心谨慎地爬楼梯。在停止服药并且感觉身体状态能够支持驾车之前，不要轻易驾驶车辆。另外，还应注意的是，要比顺产妈妈延迟 2~4 周再进行性生活。

术后观察

大多数时候，术后 24 小时内医生会让剖宫产的妈妈继续使用止疼泵，超过 24 小时会根据疼痛情况给予盐酸哌替啶（杜冷丁）肌内注射。在医院时，如果感觉伤口特别疼痛，要及时向医护人员请求帮助，医生会根据情况给予处理。在手术后的 4~6 小时内，通常会每半小时到 1 小时检查一次血压、脉搏、宫底高度、出血量及尿量。接下来的 24 小时内，每 4~6 小时检查一次，并测量体温。除非必要情况，不会输很多液。

排气

剖宫产妈妈只有在排气之后才可以正常进食。翻身可以加快排气，家人可以帮助产妇做这样的动作。大多数产妇会在产后 48 小时内排气。

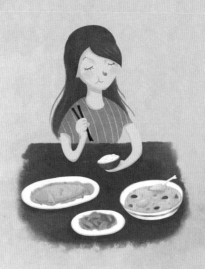

排尿和排便

在手术的第二天早晨会拔除导尿管，拔管后要注意排尿情况，最好能在 4 小时内排尿，以免发生尿潴留。腹部的手术都会有不同程度的麻痹性肠梗阻，常见症状是轻微的腹痛腹胀，不能排气排便。不过通常这种情况持续的时间会很短，能很快恢复正常，新手妈妈们不必过于担心。

饮食

剖宫产术后 6 小时可进食免糖免奶流食，一次不要食用太多，可逐渐增加进食量。术后 12 小时可进半流食，排气后可正常进食。开始宜少量多餐，以易消化的食物为主。

下床活动

多数情况下，手术后第一天，产妇可以在家人的帮助下缓慢下床活动，以每日两三次为宜。术后第二天就可以在家人的帮助下行走了。下床活动有助于身体恢复，产妇应尽量进行轻微的恢复活动。

伤口护理

在医院，医生每天都会检查伤口，观察有无红肿、硬结、渗出物等，通常 5~7 天拆线。有些伤口使用不需要拆线的线缝合，也要多观察伤口是否有上述变化。如果出现上述症状，应及时告知医生，让医生来处理。在产后几个月内，伤口处都可能会有剧痛、灼痛、发痒、刺痛或麻木、拉伸及其他不适感。愈合后，刀口处会形成瘢痕组织。如果刀口处变得很热、很硬、发红，而且很疼、裂开或流脓，一定要及时看医生。

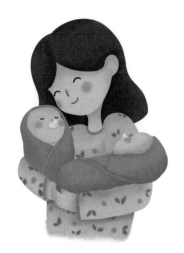

双胞胎妈妈

双胞胎妊娠的孕妇患缺铁性贫血、尿道感染、痔疮和静脉曲张的概率都比单胞胎孕妇高，因此要尤其注意对产褥期双胞胎妈妈的护理。另外，双胞胎妊娠者的子痫发病率较高，在产前、产时、产后 24 小时至产后 5 日内均有发生子痫的可能，即出现抽搐或伴昏迷。因此，即使在产后也不能掉以轻心，家人应该配合护士认真观察新手妈妈的血压变化，一旦发现异常及时通知医生处理。

给两个小家伙喂奶

同时给两个宝宝喂奶的难度比较大，通常情况下都是先给其中一个宝宝喂奶，另一个先躺着休息等待。但是在适应母乳喂奶之后，也可以让双胞胎在两侧乳房同时吃奶。如果一侧乳房发红，或者有肿块，可以变换姿势，让宝宝在另一侧轮流吃奶。要注意观察宝宝的吃奶量，双胞胎的胃口可能不一样。

统一的喂奶时间更省心

有些新手妈妈认为，母乳喂养和人工喂养轮流进行，比单独一种喂奶方式轻松。不管采用哪种喂奶方式，最好在同一时间段给宝宝喂奶，否则你可能一刻都不得闲。譬如，当一个宝宝醒了要吃奶时，你可以把另一个也叫醒（不论是白天还是晚上都可以这样）。如果幸运的话，两个小家伙会养成一致的睡眠模式，那你可就省心多啦！

早产妈妈

对于早产的新手妈妈，除了要做与普通产妇一样的精心护理之外，建立与早产宝宝的情感联结也是一项非常重要的工作。因为 35 周以前出生、体重低于 2.5 千克的新生儿需要住进新生儿加强监护病房，这就意味着在一段时间内，妈妈无法与宝宝生活在一起，会自然产生对宝宝的担心、焦虑情绪，也无法尽早地建立母婴情感联结。

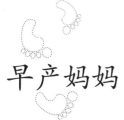

学会信任你的护理团队

早产宝宝的护理团队会教新手妈妈如何给宝宝换尿布、洗澡、喂奶，鼓励母乳喂养。他们知道你需要时间来适应宝宝的特别护理病房，也明白你会有很多疑惑的地方，因此需要你建立对护理团队的信任。

早产妈妈更需要家人的支持

面对早产宝宝，新手妈妈很容易出现不稳定的情绪反应，这很正常。因此，新手妈妈应该与家人，尤其是丈夫多做沟通，诉说自己内心的不安与脆弱。丈夫也起着相当重要的作用，不仅要给妻子以支持，还要多花点时间照顾宝宝，尤其是在新手妈妈的身体还没有恢复的时候。照顾早产的宝宝，对夫妻双方都是一个很大的考验，也是维持亲密关系很关键的一步。

尽早与宝宝建立情感联系

出院回家后，宝宝可能要花上几周的时间才能适应家里的环境，妈妈要多抱抱宝宝，让他尽快适应离开育婴箱之后的环境。母婴同床也是尽快了解宝宝、让宝宝安心的一个好方法。随着对宝宝的了解越来越多，母子之间的感情将会进入一个全新的阶段。

妈妈和宝宝的囤货清单

妈妈用品清单

➕ **吸奶器（1个）** 母乳妈妈的必备之物。

➕ **哺乳文胸＆哺乳秋衣（2套）** 哺乳文胸要选择比平时文胸大两个罩杯且不带钢托的，因为涨奶时钢托会影响血液循环。天凉的季节还需要备好哺乳秋衣，如果是夏天可以根据自身的情况而定。

➕ **防溢乳垫（若干）** 防溢乳垫有可洗乳垫和一次性乳垫两种。在家里选择使用可反复洗涤的更经济，出门选择一次性的更方便。

➕ **纯棉家居服（2套）** 月子里容易出汗，有两套家居服更便于换洗。

➕ **棉袜（2~4双）** 月子里应注意保暖，为预防脚后跟疼痛，在家里也应该穿上棉袜。

➕ **毛巾或者纱布（3条）** 用来清洗身体、擦汗，并且身体各部位使用的毛巾最好分开。

➕ **产妇内裤（4条）** 产后腹部脂肪不会那么快消失，甚至看起来像在孕早期，因此要使用产妇内裤。也可以继续使用孕期的内裤，同时要注意勤换洗。

宝宝用品清单

➕ **纱布或者小毛巾（10条）** 纱布有很多用途，可以当作毛巾，或者吸汗的垫巾等。如果不喜欢纱布，选择婴儿专用的毛巾也是可以的。注意，不同用途的纱布或毛巾最好分开使用。月子期宝宝溢奶时，纱布、毛巾都会有大用处，多备几条是没错的。

➕ **纸尿裤和布尿裤（若干，新生儿纸尿裤用 NB 码）** 新生儿建议 2~3 小时换一次，一天会用 10 片左右。纸尿裤比较方便，布尿裤比较经济，新手妈妈可以根据自己的情况选择，也可以配合在一起使用。

➕ **衣物（6套）** 宝宝通常长得很快，不需要准备太多衣物，建议选择纯棉质地的，每天备出 2~3 套供换洗即可。婴儿偏襟衫比较合适，没有扣子，不需套头，只需要用几根绳子固定即可，有连体和上下身分开的两种。

➕ **包被（2条）** 主要用于包裹宝宝，同样需要根据季节选择。一般情况下，无论哪个季节都需要备有薄款。如果天气凉，需要在薄款外面再裹一层厚的。

➕ **浴盆（1个）** 宝宝通常每天都要洗澡，浴盆必不可少。

➕ **洗发沐浴露（1瓶）** 要选择婴儿专用的，最好是纯天然的，但是不必每天都使用，一周 2 次就可以了。

✚**护臀霜（1支）** 为了避免宝宝臀红，每次大便后都应该清洗臀部，并使用护臀霜滋润。

✚**按摩油（1瓶）** 给宝宝做抚触按摩时会用到。

✚**润肤露（1瓶）** 宝宝洗澡后涂抹全身，滋润娇嫩的皮肤。

✚**湿巾** 每次宝宝大便后最好先用湿巾清洁，再用水清洗。因此湿巾也是易耗品，应多储备一些。

✚**婴儿指甲刀（1个）** 宝宝的指甲太长容易抓伤自己，应定期修剪。由于宝宝的指甲很软，需要用婴儿专用的指甲剪刀或者指甲钳，这样更安全。

✚**婴儿专用棉棒（1盒）** 用于宝宝脐带护理及洗澡后清洁耳朵，非常实用。

✚**婴儿床、床垫（1个）** 出于安全考虑，新生儿应该睡在自己的小床上，而不是和大人睡在一起。为了方便，小床应该紧挨着大床放置。

✚**床品（2套）** 自己用棉花为絮制作，或者买成品都可以，大小根据床的尺寸来确定。

✚**被子（2套）** 根据季节选择薄厚不同的，但一定要用纯棉质地的。

✚**隔尿垫（2个）** 就算用纸尿裤，宝宝的排泄物也很有可能会渗到床垫上，因此在新生儿期使用隔尿垫会让你更从容。

✚**婴儿推车和安全座椅（各1个）** 在月子里这两个都用不上，等过了满月就可以用了。

新手妈妈的心理护理

抚育宝宝的过程往往不是一帆风顺的，宝宝出生后，几乎每位新手妈妈在疲倦或孤立无援时，都会或多或少地出现情绪低落、垂头丧气的情形。低落情绪的出现，既标志着一段生活时期的结束，也标志着另一段生活时期的开始。对于有些新手妈妈来说，这种低落的情绪会持续很多周。还有些新手妈妈是在宝宝出生两三个月，甚至六个月后才出现这种情绪的，可能这时她们才发觉自己的家庭发生了巨大的变化，实实在在地感受到宝宝来到了自己的生活中。情绪低落往往是提醒新手妈妈应该关注自己的心理了，一旦度过了这段郁闷期，新手妈妈会感到自己又恢复了以往的体力、精力和对生活的热情。大多数新手妈妈都能顺利地渡过这一关，但也有些新手妈妈由于缺乏自我调节能力和他人的支持与帮助，可能会发展为产后抑郁症。

产后自我减压

运动减压

适度运动可以提高产妇的肌肉控制力和身体的意识力，改善体形和姿态，使自我形象得到改善。运动还可以增强身体力量，不仅能加速产后恢复、提高体力，还能引导新手妈妈建设积极的心态。做运动时内啡肽激素上升，会使人感觉良好，减轻焦虑感。

沉思减压

沉思这种宁静的方式能使身体和思想都得到放松：心率和血压下降，循环系统功能增强，呼吸更深。除此之外，应激激素水平也会下降，身体和紧张情绪都能得到缓解，能使身心放松，元气恢复。

幻想和自我休眠减压

对新手妈妈来说，充足和高质量的休息至关重要。冥想和自我催眠能够帮助新手妈妈进入自己的内心世界，那是一个安全、平静的空间，是深度休息和加速复原的港湾。新手妈妈可以让自己的身体慢慢地进行自我恢复、自我充实，也可以在喂宝宝的时候享受几个短暂的幻想。一些新手妈妈发现，喂奶的时候想象有乳汁分泌会很有用。晚上吃饭后或睡觉前，幻想身体所有的肌肉都非常放松，就会感觉很舒服，尤其是颈部和后背。

产后抑郁症和情绪障碍

很多女性在生完宝宝后，或多或少会出现产后抑郁的状态，通常在产后第3~5天开始出现，具体表现有：爱哭、莫名地难过、失眠、易怒、轻度焦虑（通常是因为担心婴儿）、疲惫、注意力很难集中、无助、失去自信等。

想办法解决怀孕期间出现的忧伤或焦虑情绪，可以及时避免分娩后的抑郁或情绪低落。如果孕妇在妊娠期间体重增加过度，不但可能引起分娩后的体重问题，还可能导致产后抑郁，所以孕期的体重控制也非常重要。还有一些产后抑郁现象是由于体内激素水平的改变引起的，所以产后在医生指导下使用黄体酮类激素药物应该会有效。

家人尤其是丈夫，要无条件地支持新手妈妈，让新手妈妈感受到爱与温暖，这能在很大程度上降低产后抑郁发生的风险。同时，新手妈妈也要多与家人沟通，与朋友交流，让身边的人理解自己的心理状态，为自己建设一个和谐、开放、温馨的生活空间。

产后抑郁应该怎么办

如果发生了产后抑郁，也不必过分担心。大多数产后抑郁的症状都比较轻，而且很短暂，时间通常不会超过 2 周。家人应多注意观察产妇的情绪变化，丈夫的关心和无微不至的照顾是最好的应对办法。月嫂也应多帮助新手妈妈，让她情绪放松，生活在愉悦的氛围中。

新手妈妈最好从小事做起，然后逐渐调整状态，坚持下去就会感觉好一些：离开宝宝一段时间、多到外面走走、调整自己的饮食，以及寻求切实可行的帮助，这样就能争取时间睡觉和与他人交流。但是如果这种低落的情绪一直持续，就需要咨询保健医生、全科医生或者其他专业人士了。

第三章

月子期的休养与护理

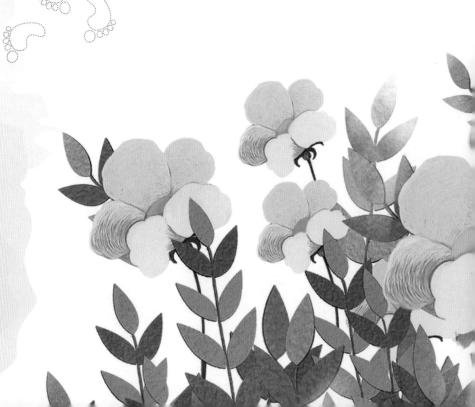

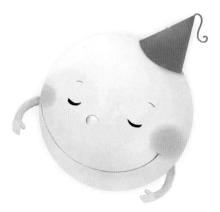

月子期是新手妈妈产后最为敏感的时期，所以细节问题一定要多加留意。产后的第一周尤为重要，关系着妈妈的生命安全，并且是逐渐将宝宝融入自己的生活中的转折点。月子期的吃穿行住一定给新手父母带来了不少问题吧，本章就来为大家一一解答。

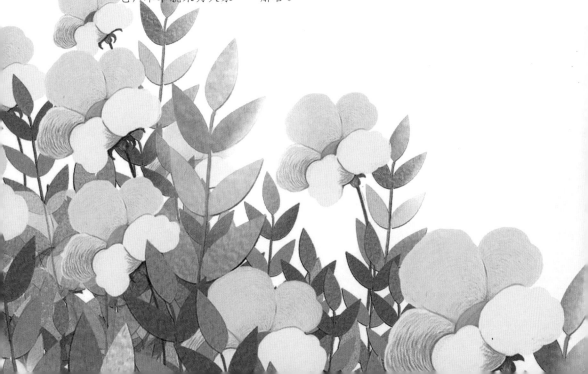

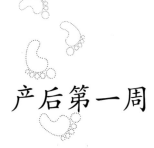

产后第一周

坐月子有改善女性体质的作用，月子期间的科学护理不容忽视。随着生活水平的日益提高，一些坐月子的老经验已经不合时宜，不可完全照搬。要遵循最新且最科学的坐月子方法帮助新手妈妈快速恢复健康体质，享受快乐的亲子时光。

新手妈妈需要充分的休养

产后及时的休养对身体恢复很重要。妈妈每天都应该保证 8~10 小时，甚至更多的睡眠。只有休息好了，才能有更多的精力来照顾宝宝，同时充分的休息也可以避免出现产后焦虑、疲倦等不适现象。产后充分的休养还可以有效促进乳汁的分泌，让母乳喂养更加顺利。有些新手妈妈会因为分娩时的疼痛造成精神兴奋、过度疲倦等，引起睡眠障碍，不过这些很快都会过去。

产后第一天

这时很多新手妈妈还不能马上适应母亲的角色，会有兴奋的喜悦感，忍不住不停地去看宝宝。通常情况下，在医院里都是母婴同室，也就是在妈妈的大床旁边放一个小小的婴儿床，宝宝睡在里面。第一天是新手妈妈需要适应新角色的重要一天，同样也是新手爸爸的新角色适应期。

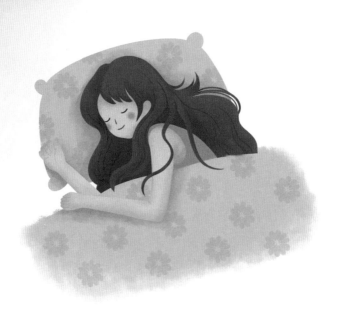

产后第二天

产后第二天，产妇的疲劳感会减轻很多，并且大部分妈妈开始分泌珍贵的初乳。要尽早让宝宝吸吮乳头，这在产后第一天就应开始了，并适当进行乳房按摩。如果身体允许，可以在病房做轻微的走动，但不要让自己感到疲劳。一般来说，活动会使恶露量增加，如果超过月经量要及时告知医生。

产后第三天

产后第三天，产妇的身体状况会有明显好转，可以根据体力的恢复情况适当增加活动量，但是千万不要勉强，这是个循序渐进的过程。乳房会开始充盈，乳汁增加，这时仍然要继续按摩乳房。医生会给产妇做血象化验，看是否有感染或者贫血。恶露还是会持续，如果量太多，要及时告知医生。顺产有会阴侧切的产妇，如果是可吸收线皮内缝合的话，是不需要拆线的，如果是非吸收线间断缝合的话，在分娩72小时后会拆线，拆线后疼痛感会减轻很多，局部感觉会舒服些。

产后第四天

产后第四天，妈妈的乳房会继续充盈，更有利于母乳喂养，这时可以加强乳房按摩。如果在分娩过程中使用了产钳，在分娩96小时后，可以进行侧切拆线。

产后第五天

产后第五天，妈妈的乳房肿胀感会有所减轻，乳汁分泌量明显增加，更有利于母乳喂养。出院前要准备好宝宝的衣服，检查母子健康手册的记录是否齐全，还要接受基本的生活指导。接到出院通知后，医生会为产妇开具诊断说明书，用以报销和请假，应予以妥善保管，并且保存好宝宝的预防接种卡。

宝宝的官方证明：办理出生证

办理出生证明需要先为宝宝起好名字。通常医院都有特定的办理时间，出院前请详细咨询医护人员。办理时，需携带母子健康手册及夫妻双方的身份证。

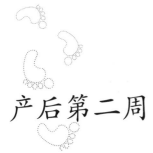

产后第二周

从医院回到家，妈妈很容易把重心放到宝宝身上，而忽略了自身的休息。这时，月嫂和家人应该多承担照顾宝宝的工作，让妈妈充分地休息，在不疲劳的情况下，做些简单的照看工作。

保持个人清洁

产后第二周仍有恶露，要注意保持清洁，勤换卫生巾，每天换内裤。会阴有伤口的产妇可以每天用 1 : 5000 的高锰酸钾溶液坐浴。出院时，医生也会根据当时的情况酌情开药。

继续乳房保健

出院后要继续做乳房的按摩，以保证乳腺畅通，必要时可以用毛巾热敷。有的产妇有副乳，通过按摩可以得到缓解。

了解新手爸爸的焦虑

研究发现，约有25%的新手爸爸会出现产后抑郁，伴有易怒、精神紧张、疲惫、烦躁等不良情绪。在大多数时候，新手爸爸意识不到这些问题，可能会给家庭造成一些伤害。家里其他成员应该尽可能地和新手爸爸沟通，发现这些不良情绪时，不要斥责，要多些理解，给他一些适应的时间。新手妈妈也应该事先了解，有些情绪不仅会出现在自己身上，也可能会出现在丈夫身上。夫妻双方若能互相鼓励，互相安慰，就会很融洽地度过这段适应期。

产后第三至六周

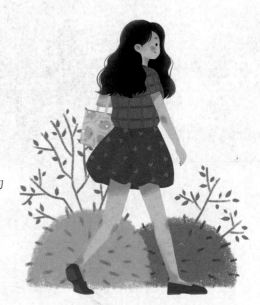

产后的第三周妈妈仍然要以卧床休息为主。当然，随着身体的逐渐恢复，卧床的时间可以逐渐减少。这时候新手妈妈应循序渐进慢慢学习如何照顾宝宝，可以从简单的事情开始做起。

充足的睡眠最有益

由于晚上要哺乳，不能睡整觉，大多数妈妈在白天都会感到困倦。因此新手妈妈最好在白天宝宝休息的时候抓紧时间补充睡眠，让自己有更多的精力来照顾宝宝。

可以出门啦

产后四周后，在天气晴好的情况下，产妇就可以出门了。这时候要特别注意保暖，可以先比别人多穿一些，感受一下外面的气温。要选择在阳光充足没有大风的时候出门，出门时需要有人陪同。最开始可以在自己家的院子里或者附近的花园里走走，注意不要走得太远，时间也不要太长。

重返自己的工作岗位

在产后42天检查中，医生会告知身体恢复的情况，如果一切正常，就可以在8周后去上班了。通常顺产有3个月的产假，剖宫产会增加半个月，双胞胎另外多加半个月，晚婚晚育者还另有半个月的晚婚晚育假。工作后，每天会有1小时的哺乳时间，一直持续到宝宝1岁。可以根据自己的情况，决定什么时候返回工作岗位。

新生活，也是新的开始

养育宝宝会打破一个家庭原有的生活节奏，夫妻俩会发现生活进入了一个全新的阶段，肩上的责任一下子重了。但是新手爸妈们也可以保留自己原有的爱好，因为健康的爱好有助于个人的发展，也有利于更好地做好父母的角色。只是需要权衡所投入的时间与精力，并且还要得到伴侣的充分理解与认可。

新生活需要点浪漫

夫妻双方还应尽量创造一些二人世界的机会，让家庭生活保持新鲜感，比如可以抽时间聊天交流，或者一起看一场电影，又或者单独吃一顿晚餐。除此之外，夫妻双方还可以花一些心思寻找适合一家三口一起做的事情，比如到公园里散步、参加家庭聚会等。你们会逐渐发现养育宝宝的这段时光，会在个人成长和家庭发展过程中起着至关重要的作用。

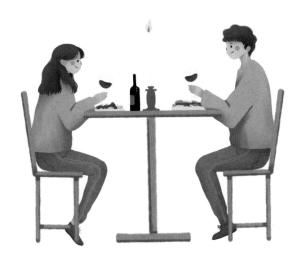

月子期的护理

月子期是刚生产完的新手妈妈恢复身体的关键时期，在这段时间发生的一切都有可能对新手妈妈造成永久的影响。所以，掌握正确科学的月子期护理知识会让新手妈妈更加健康快乐地度过这一时期。

月子期可以洗澡吗

洗澡对产妇的身体健康不会产生不良影响。淋浴后 2/3 的产妇的体温会上升，1/3 的产妇的体温稍有下降。但是不管体温上升还是下降，如果波动不超过 0.5℃，均在正常范围内。

分娩不是生病，只是一个生理过程。分娩时及分娩后出汗较多、分娩时出血、分娩过程中体力消耗，这些都会削弱身体抵抗疾病的能力。再加上排出的恶露和溢出的乳汁等多种液体混在一起，会散发出难闻的气味，不仅会让新手妈妈感到不舒服，也会让病菌乘虚而入。因此，要勤换衣服，适时洗澡。

月子期适时洗澡的好处

与不洗澡的产妇相比，产后洗澡的产妇皮肤洁净，会阴部和其他部位感染率低。洗澡还有活血行气的功效，可以缓解因分娩造成的疲劳，使产妇精神舒畅。淋浴后，约有 84% 的产妇气色好转、睡眠加深、排便正常，并较快恢复体力。如果分娩过程不顺利，出血过多或平时体质较差，则不宜勉强过早淋浴，可改为擦洗。

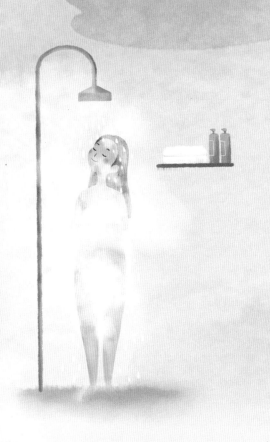

月子期怎样洗澡

产妇虽然应当适时洗澡，但是由于产后气血虚弱、抵抗力差，容易受凉气侵袭，所以产后洗澡时应注意保暖，以防风、寒、暑、湿乘虚而入。一般认为，顺产的产妇于分娩后 2~5 天便可以洗澡，但是不应早于 24 小时，以淋浴为佳。洗澡时间不宜过长，每次 5~10 分钟即可。洗澡的次数也不能太多，以比普通人略少为宜。

月子期可以刷牙吗

坐月子期间，产妇吃的多是富含维生素、糖类、蛋白质的营养餐，尤其是各种糕点和滋补品含糖量很高。若糖分停留在牙缝间的时间过长，易引起感染。因此，为了健康，产妇不但应该刷牙，而且必须加强口腔护理和保健，做到餐后漱口，早、晚用温水刷牙。另外，产妇还可用些清洁、消毒作用较好的含漱剂，及时漱口或刷牙后含漱。

月子期穿什么衣服

坐月子期间穿的衣服质地要舒适，宜选择纯棉、麻、毛等天然材质的，透气性和保暖性要好，并且要吸汗。不要穿紧身衣和牛仔裤，应该穿略宽大一些的衣服，这样的装束有利于血液循环，尤其是能保证乳房不受挤压。内衣也很重要，宜选用透气性好的棉质内衣，哺乳的妈妈可以穿哺乳衫。无论春夏秋冬，产妇通常都应穿得比其他人稍厚一些，以感觉微热为佳。

月子期可以戴胸罩吗

月子期间也应该戴胸罩，不过要戴产妇专用胸罩。哺乳的妈妈，可以选择哺乳胸罩。在哺乳时，把上面一层打开露出乳房来喂宝宝，下端依旧可以起到支撑乳房的作用。在月子期，乳房通常要比平时大很多，如果长时间没有支撑，很容易下垂，影响日后的美观。再者，哺乳时会有乳汁溢出，乳汁浸入上衣，会让上衣变硬，如果与乳房摩擦，很容易引起乳头皲裂。而穿戴胸罩时在里面放置防溢乳垫，可有效吸收溢出的乳汁，经常更换防溢乳垫就可以保持衣物干爽。

月子期需要绑腹带吗

很多新手妈妈都有这个疑问，其实是否需要绑腹带要根据具体情况来决定。一些特殊的产妇，如患妊娠合并心脏病、血液病，或某些剖宫产产妇，就需要在医生的指导下绑腹带。但大多数时候是不需要绑腹带的，因为绑腹带可能会影响局部血液循环，还有可能影响肠道蠕动，不利于胃肠功能的恢复；如果天气炎热，还容易长痱子。如果是为了更快地恢复体形，可以考虑穿着号码合适且有弹性的收腹提臀短裤。

月子期要穿什么样的鞋子

月子期间外出时应该穿软底布鞋，硬底鞋和高跟鞋是不适合穿的。在家时，夏天可以穿透气舒适的拖鞋，冬天或者感觉较冷时，可以穿带后跟的棉拖鞋。

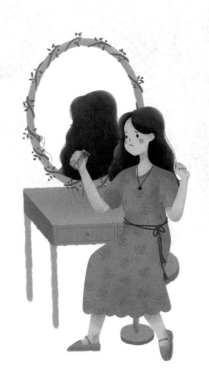

月子期可以使用化妆品吗

每个女性在生完宝宝后都希望能尽快恢复往日的美丽，不过要知道，小宝宝对气味很敏感，尤其喜欢妈妈身上的天然气味。当闻到妈妈的气味时，宝宝会非常开心愉悦。但是化妆品的气味会掩盖住妈妈的天然气味，所以月子里，做些基础的皮肤护理即可，尽量选择不含香料的护肤品。

月子期脱发变严重了吗

产后脱发在医学上叫分娩性脱发，有 35%~40% 的妈妈会在产后出现不同程度的脱发现象，这是因为头发也像人体的其他组织一样，要进行新陈代谢。头发更换的速度与体内雌激素水平的高低密切相关：女性怀孕以后，体内雌激素增多，头发的寿命延长，部分头发便"超期服役"。分娩以后，体内雌激素恢复正常，那些"超期服役"的头发就会纷纷"退役"。

脱发严重怎么办

产后脱发是一种暂时性的生理现象，旧发脱落之后新发就会长出，脱发也就不治自愈了。为预防和减少脱发，妈妈在怀孕期和哺乳期应当保持乐观情绪，注意合理饮食，多吃新鲜蔬菜、水果及海产品、豆类、蛋类。还可以经常用木梳梳头，有节奏地按摩头皮，或经常洗头发以刺激头皮，促进头部的血液循环。如果产后脱发严重，可在医生指导下服用谷维素、B族维生素、钙剂、养血生发胶囊等药物。

产褥体操有什么好处

由于孕期子宫增大和分娩过程的影响，产后妈妈的腹壁肌肉、骨盆底筋膜和肌肉、肛门筋膜、阴道肌肉都明显松弛。虽然可以慢慢地复原，但是如果仅靠自然恢复，不仅过程较慢，而且有可能无法完全复原。因此，为了尽快恢复，建议做产褥体操。

- 产褥体操可以帮助子宫收缩，促进子宫复旧和恶露排出，促进生殖器官复原。
- 产褥体操可以增强腹壁及盆底肌肉张力，尤其对因羊水过多、双胞胎、巨大胎儿等致使腹壁过度膨胀的妈妈来说更为重要。
- 产褥体操可以帮助妈妈改善在产褥早期活动量不足造成的影响，使膀胱功能加快恢复，减少尿潴留的发生。
- 产褥体操可以有效改善肠道功能，防止便秘发生。
- 产褥体操能促进盆腔脏器及全身的血液循环，防止静脉血栓及下肢静脉炎的发生。
- 产褥体操还有利于妈妈保持健美的体形。

做产褥体操应注意什么

在做产褥体操之前要得到医生的许可，并根据体力的恢复状况，从轻微的动作开始，渐渐地加大运动量。做操前应排尿、排便，在发烧时、饭后不要做，以不过度疲劳为限。要保持室内空气清新，保持心情愉快。如果室内暖和，可适当少穿些衣服。

哪些妈妈不宜做产褥体操

产褥体操能调动全身肌肉参与，需要消耗一定的体力，因此不是所有人都适合参与。凡属于下列情况的妈妈皆不宜做产褥体操：发热者，血压持续较高者，有较严重心、肝、肺、肾疾病者，贫血及有其他产后并发症者，做剖宫产手术者，会阴严重撕裂或产褥感染者。

如何做产褥体操

产褥体操从分娩后 24 小时即可开始，每次以 15 分钟左右为宜。具体做法可以按产后日期进行安排，如第一天适合做哪项，第二天适合做哪项，逐日调整。

第一天

胸式呼吸运动

步骤 1：仰卧，膝盖弯曲，脚心平放在床上，双手轻轻地放在胸口上。

步骤 2：慢慢地做深吸气，再把肺里的空气排空。吸气时，放在胸口上的双手要自然离开。

每隔 2~3 小时做 1 回，每回做 5~6 次即可。

脚部运动

步骤 1：仰卧，双手放在两侧，腿伸直，脚后跟着床，脚尖伸直。

步骤 2：脚尖向内侧弯曲，双脚的脚心合在一起。

步骤 3：双脚脚心保持合在一起的姿势，脚尖向外翘。

每日早、中、晚各做1回，每回做10次。

第二天

腹式呼吸运动

步骤 1：与胸式呼吸姿势相同。双手轻轻地放在肚子上。

步骤 2：做深呼吸。让肚子鼓起来，稍微憋会儿气，然后再慢慢地呼气，使肚子瘪下去。

　　每日运动次数可与胸式呼吸运动一样，每隔 2~3 小时做 1 回，每回做 5~6 次即可。

抬头运动

步骤 1：撤掉枕头，双腿并拢伸直，一只手放在肚子上，另一只手放在旁边。

步骤 2：抬起头来，使眼睛能看到肚子上的手（这期间不停止呼吸），呼吸一次，再躺下。

　　每天可做数回，每回每只手各做 5 次，共计 10 次，且要在做腹式呼吸运动之后做。

脚部运动1

步骤 1：双腿并拢，脚尖伸直。

步骤 2：用力弯曲脚踝。要绷紧腿部肌肉，膝盖不要凸起。呼吸 2 次左右，恢复原状。

　　每日早、中、晚各做 1 回，每回做 10 次。

脚部运动2

步骤 1：左脚的脚尖伸直，右脚的脚踝弯曲。

步骤 2：左脚的脚踝弯曲，右脚的脚尖伸直。

　　每日早、中、晚各做 1 回，每回各做 10 次。

手指运动

步骤 1：伸直手臂，握拳。

步骤 2：把手尽量张开。

　　一日可做 10 次。

第三天和第四天

腹肌运动(绷紧腹部肌肉的运动)

步骤 1：和呼吸运动采取相同的姿势，双手放在背下,在身体和褥子之间留个缝隙。

步骤 2：不要停止呼吸,慢慢地像绷紧肌肉似的用力 (使身体和褥子的缝隙变得很小)。

一日数回，每回做 5 次。

倾斜骨盆运动(调整产后腰身的运动)

步骤 1：后背平躺在床上,双手放在腰部。

步骤 2：保持双膝伸直的状态,右侧腰部挺起牵动左侧腰部。

步骤 3：坚持一两秒钟,再恢复原状。

每日早、晚各 1 回,每回两侧腰部交替各 5 次。

绷紧脚部运动(绷紧扩张的骨盆肌肉)

步骤 1：脚尖交叉,上边的脚轻轻地敲打下边的脚两三次。

步骤 2：然后像绷紧腰部肌肉似的使大腿紧张,两腿向内侧用力,猛然绷直到脚尖。保持此状态呼吸一次,再慢慢地放松,恢复原状。

左右腿各做 5 次,共计 10 次。

手部运动

步骤：手腕不要用力,上下晃动。

每日可做数回,每回 10 次即可。

第五天和第六天

下半身运动（举腿的运动）

步骤 1：仰卧，双膝弯曲，脚心平放在床上。首先，大腿和床呈直角弯曲，呼吸一次。

步骤 2：大腿慢慢靠近肚子。

步骤 3：恢复到大腿和床呈直角状态，将腿伸直，呼吸一次放下腿。

每日早、晚两回，每回做 5 次。

按摩胳膊运动

步骤 1：用手掌和手指从上到下揉搓胳膊的外侧。

步骤 2：然后用相同的方法揉搓胳膊的内侧。

每日可随时做，做时左右胳膊交替各做 10 次。

扭动骨盆运动

步骤 1：仰卧，膝盖弯曲，脚心平放在床上，手掌平放在两侧。

步骤 2：双腿并拢，先向右倒，呼吸 1 次；再向左倒，呼吸 1 次。

每日早、晚各 1 回，每回左右交替各做 5 次。

举落手臂运动（刺激胸肌）

步骤 1：仰卧，双手平伸，做深吸气。

步骤 2：一边呼气，一边把手举到胸前，手掌合拢，再吸气，胳膊恢复原状。

每日可做两回，每回做 5 次。

月子期间痔疮复发了怎么办

妊娠晚期，特别是分娩过程中，腹腔内压力增大，使静脉回流受到影响，容易造成直肠末端黏膜下或肛管皮下静脉丛充血、扩张，形成痔疮。可采取以下处理方法：用食指在痔疮上涂少许痔疮膏，并轻轻按摩，将痔疮还纳至肛门内；保持大便通畅，养成定时排便的好习惯；做缩肛运动，每日3次，每次10分钟。随着分娩结束，腹压降低，痔疮会逐渐减轻，如仍无好转或症状加剧，可到外科就诊。

月子里可以看书吗

如果没有严重并发症（如妊娠高血压等疾病），分娩过程也很顺利，经休息恢复体力后，便可以读书、看报。最初几天，最好是采用半坐位，在舒适的位置及合适的照明条件下看报或读书。切记不要躺着或侧卧着阅读，以免影响视力。阅读时间不应太长，也不要阅读字太小的书报，以免造成视力疲劳。不要看惊险或有其他刺激性内容的书籍，以免造成精神紧张。

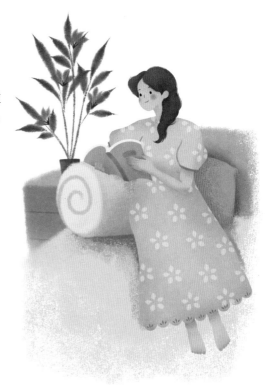

月子里可以喝茶和咖啡吗

妈妈吸烟、饮酒、喝咖啡或长期服用某些药物，都可通过乳汁影响宝宝的健康，所以新手妈妈要特别注意。

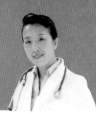

专家 面对面

Q： 我感到情绪低落，我想我可能在宝宝出生后的第一个月里得了产后抑郁症，怎样才能让我感觉好一点呢？

A： 很不幸，情绪低落会在任何时候发生，并且经常发生在宝宝出生带给你的兴奋劲过后。有很多非常明显的原因，如难产、感觉孤独或被孤立、家庭成员之间发生了问题，更深层次的原因可能是重新唤起了你童年的一些记忆。切实可行的办法是睡觉、休息、做运动以及吃得好，会在很大程度上改善你的情绪。列出需要你处理的问题，最好是从小事做起，然后逐渐改变，坚持下去，你就会感觉好一些。

A： 阴道流血一般会持续1个月到6个星期，如果流血量在减少，或者检查结果没发现异常，也不用太着急，慢慢地会恢复正常的。如果分娩后腹部还是明显隆起，可以到医院进行超声波检查，确诊是否有胎盘碎片或者蜕膜内层残留在子宫里。如果发现子宫里还有胎盘碎片残留，并且还和血管相连，就得到医院通过扩展宫颈和刮宫术把碎片清除。有时候阴道流血是因为阴道内膜对缝线发生了反应，而且刚愈合的组织很脆弱，比较容易出血。

Q： 我阴道流血已经持续6个星期了，这是正常现象吗？

Q： 宝宝出生后，我发现自己有尿失禁现象，尤其是咳嗽的时候，我该怎么办？

A： 韧带对位于膀胱底部的瓣膜起支撑作用。分娩时，由于阴道被撑开，韧带可能被拉伤，从而导致尿失禁。几个月之后，随着韧带的逐渐恢复，尿失禁会慢慢恢复正常。经常做锻炼骨盆底肌的练习，有助于身体的恢复。

Q：我的宝宝总是需要我的注意，我几乎没有时间做自己的事情。宝宝大一点后我是否能让她自己玩呢？

A：有些父母感觉宝宝对关注的需要是持久的，父母在这个阶段不能做那些要求宝宝完全安静的事情，例如准备工作文件或者煲电话粥。这种想法是不正确的。父母可以让孩子感觉到爸爸妈妈不是总将注意力集中在她身上，但是仍在注意宝宝的一举一动。你忙的时候，可以鼓励宝宝一个人在你附近玩耍。在你常用的房间里面找一个舒服的角落，放上能令宝宝苦苦思考的玩具。每隔几分钟就跟宝宝说说话，进行眼神交流，也可以给宝宝一个小小的身体触摸。大部分宝宝能够懂得，每个人都需要自己的个人空间。同时宝宝需要你经常充分关注她。每天2～3次20分钟的亲密交流时间，会对宝宝产生积极的影响。当你关注宝宝的时候，要放下洗涤工作，关掉电视机，忘掉工作上的问题，不接电话。可以让宝宝带着你玩，宝宝可能来回爬，摸你的脸，扔球给你，你也可以靠在椅子上抱着宝宝轻轻呵痒，还可以抱起宝宝看高高书架上的东西，或者让宝宝跟你一起跳舞，感觉自己的运动。优质时间通常是在夜晚，当你放松下来，给宝宝讲故事或者唱歌的时候，给宝宝做一个抚慰性的按摩都可以让宝宝放松身心。

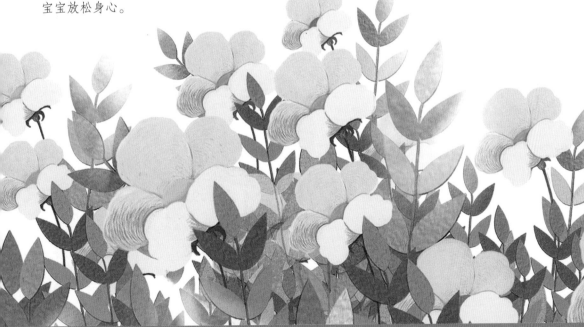

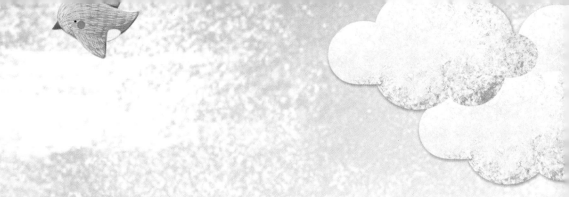

第四章

产后瑜伽与运动

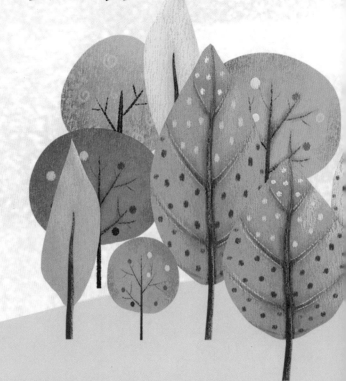

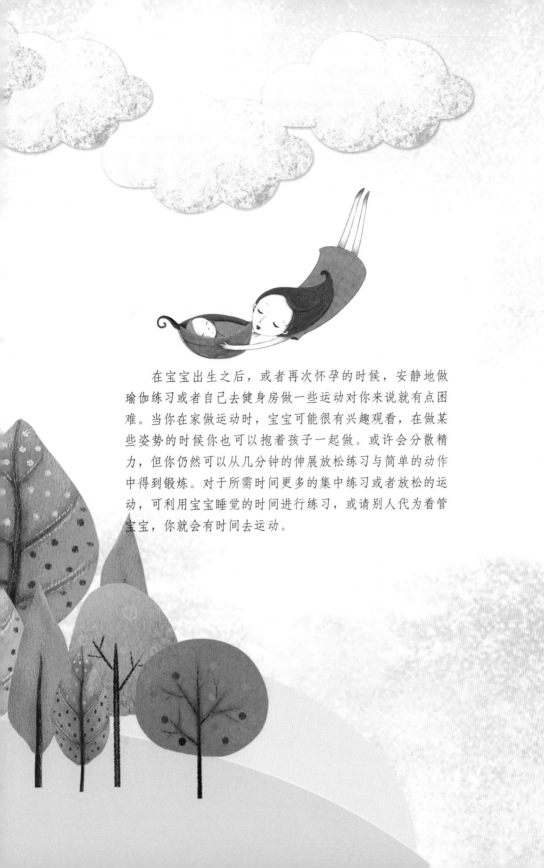

在宝宝出生之后，或者再次怀孕的时候，安静地做瑜伽练习或者自己去健身房做一些运动对你来说就有点困难。当你在家做运动时，宝宝可能很有兴趣观看，在做某些姿势的时候你也可以抱着孩子一起做。或许会分散精力，但你仍然可以从几分钟的伸展放松练习与简单的动作中得到锻炼。对于所需时间更多的集中练习或者放松的运动，可利用宝宝睡觉的时间进行练习，或请别人代为看管宝宝，你就会有时间去运动。

产后瑜伽动作

待产后会阴侧切的伤口完全愈合，或剖宫产的切口完全愈合；在没有感染的状态下，阴道血性恶露停止的时间大约是在产后的2～3周，这之后就可以进行瑜伽练习了。

基本的躺姿（腹部深呼吸）

仰面平躺，膝盖弯曲并分开。双脚分开，与臀同宽，脚后跟向外倾，舒服地夹紧臀部。手臂可以放在两侧或者向外伸展到头后。头部居中，稍微弯曲下巴拉长脖子后部。深深吸气，感觉腹部扩张。慢慢呼气，慢慢放松脊柱底部，拉动腹部肌肉。感觉脊柱向尾骨方向拉长。呼气结束时休息一会儿，再开始新的呼吸。深呼吸几分钟，开始调整腹部肌肉，进行放松。

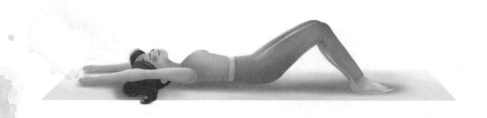

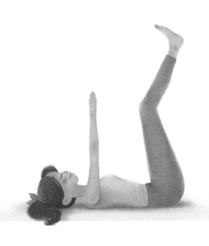

抬起双手双脚（手脚放松）

先做基本的躺姿，然后向空中抬起手臂和双腿。放松手肘和膝盖，感觉手臂陷进在肩膀骨缝里，腿向臀部下沉。自然呼吸，呼气时感觉地心引力在拉脊柱和手臂。享受这种感觉。

胳膊交叉（颈椎放松）

先做基本的躺姿，胳膊伸展到两侧，呼吸，感觉肺部和胸腔扩张。然后胸前拥抱双手，感觉肩胛骨扩张，颈椎放松。放松双手，拉长颈后部。吸气进入肺部，呼气时，集中缓解脊柱的紧张感。几次呼吸之后，向两侧伸展手臂，胸部扩张，然后再交叉手臂，重复动作。

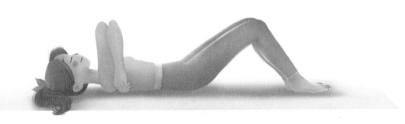

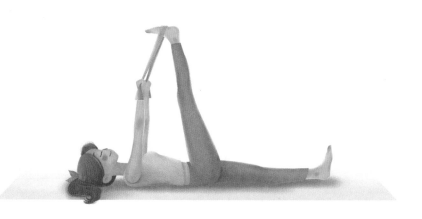

仰卧驾驭（长腿伸展）

　　先做基本的躺姿，左膝往胸部抬起。在左脚掌上缠绕一条带子，然后向上仲展左脚，伸直。放松手肘和肩膀，不给上身造成压力。如果背后下部比较有力，沿着地面伸展右腿；或者保持膝盖弯曲，这样能起到保护腰椎的作用。脚尖前伸，随着呼吸拉长双腿，感觉气息进入脚底和膝盖后面。想伸展得更长，可以左手拿一个带子，在头后面沿着地面拉长右臂，从脚到指尖沿着身体右侧进行伸展。

桥式／骨盆倾斜（增强腰椎力量）

　　先做基本的平躺姿势，手臂放在身体两侧，掌心向下。平静地呼吸，感觉脚底落到地面上，就像生根一样。呼气，向内吸肚脐，向地面压迫腰椎，倾斜骨盆。用大腿骨的力量抬起骨盆，离地面几厘米。感觉气息进入脊柱，抬高身体，保持骨盆倾斜、脊柱拉长。放松自己，慢慢从肩膀到尾骨将脊柱放回地面。休息一下，然后重复动作。

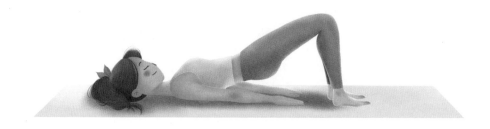

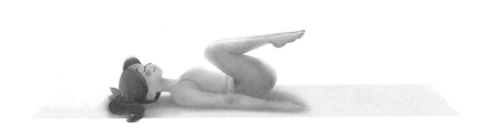

小船式（放松腰椎）

仰面躺下，膝盖抬到胸前，手可以轻柔地放在膝盖上休息。像画圈一样转动膝盖，享受地面对脊柱和骨盆后部的按摩。呼气时尽量释放压力和疲劳。只要后背感到累或疼痛，就可以做这个动作。做其他动作时，也可以这个姿势休息。

旋转脊柱（滋养脊柱）

仰面躺下，向外伸展手臂，不要高于肩，放松肩膀。将左腿越过右腿交叉。如果在刚生完宝宝后或感到背部疼痛时练习，记住不要交叉双腿，可以在膝盖中间放一个小垫子，也可以把垫子放在膝盖两边。呼气，慢慢转动膝盖，转到左边，直到碰到地面或垫子上，眼睛向右看。感觉气息顺着脊柱向下走，滋养脊椎骨节打开的地方。试着沿右侧从后脑勺往臀部方向拉长身体，头和膝盖回到原位。休息，呼吸。重复另一边的动作。

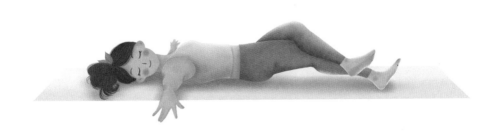

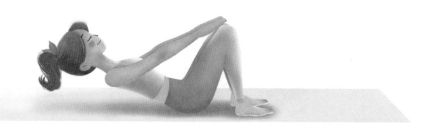

瑜伽仰卧起坐（加强腹部和脊柱的力量）

仰面躺下，膝盖弯曲，双脚平行，下巴轻轻抬起，手放在肚脐下。做几次长长的、充足的呼吸，腰椎向下放松，感受腹部肌肉的运动。呼气，收缩肚脐，脊柱底部压向地面，慢慢从大腿向膝盖滑动双手，抬起脊柱上部、肩膀和头，离开地面。吸气，保持这个姿势。脖子和肩膀放松。呼气，慢慢放下。休息，重复动作。

睡式或仰卧舒适的姿势（放松）

仰面躺下，膝盖弯曲，膝盖和双脚并拢。在刚生完宝宝或感到背部虚弱时，可以在臀部两侧各放一个大垫子。轻柔地分开膝盖，靠向地面或垫子，保持脚底并拢。让脊柱后部在地面上休息，如果感觉背有点弓，注意放松。在脑后伸展手臂，弯曲手肘，使肩胛骨在地面上舒服地休息。轻柔地呼吸、放松。

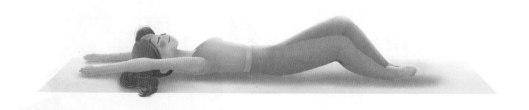

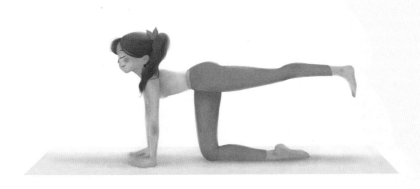

伸展的猫弓（有活力的腿部和脊柱伸展）

用手和左膝盖支撑身体，力量均衡分布两边。半抬头，不要弓脊背。呼吸，感觉气流从颈部顶端流到尾骨，拉长脊柱。呼气，左膝向胸部挪，低下头，拉动腹部肌肉。吸气，抬起头，伸展左腿和后脚跟。拉长脊柱不要成弓形。会感觉腹部、背部和腿部力量持续增加，臀部向前面伸展。重复几次，然后换方向。

四足战士（通过平衡加强力量）

四肢支撑，手正好在肩膀下方，膝盖正好在臀部下。眼睛盯着前方。感觉固定好之后，向后伸展右腿，脚尖着地。慢慢抬右腿，然后向前抬起并伸展左胳膊，拉长脊柱。做这个动作时，你会有些轻微摇晃，呼吸，平静地将右手和左脚放在地面上，保持几秒钟。重复另一边的动作。达到平衡时，全身会感到最大限度的自由和放松。练习得越多，保持动作的时间会越长。感到不舒服时，就伸展另外一侧。

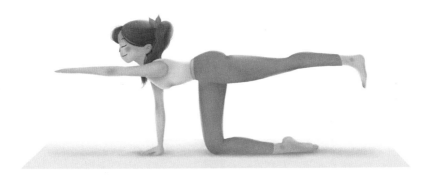

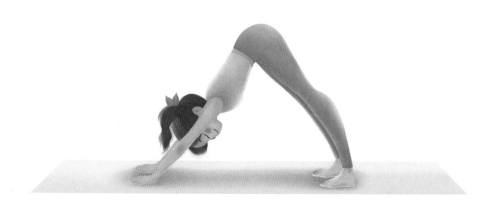

下犬式（打开颈后部、手腕和膝盖）

手和膝盖支撑，脚趾收缩。轻松地呼吸，手掌、脚掌放松地放在地面上。呼气，慢慢抬起骨盆，伸展腿部，放下脚后跟。收缩头部，伸展骨盆。轻松吸气，从右手手掌到左脚后跟进行伸展，然后是从左手到右脚。接着拉长手到骨盆的距离，以及骨盆到脚跟的距离。放下四肢，做婴儿式放松自己。

婴儿式（休息脊柱）

双膝跪地，双脚并拢，双手放在地面，向前移动，直到上半身全部靠在腿上。如果胸部不舒服，可以分开膝盖。臀部与脚后跟接触在一起。呼吸，放松脊柱。可以向外伸展手臂，放松肩膀，或者转圈碰到脚，放下肩膀，放松胸椎。如果这么拉脊柱感觉不舒服，可以靠到一个小布袋或者垫子上。

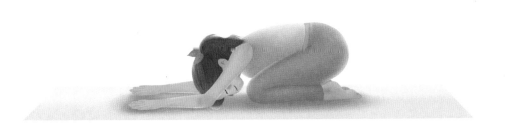

牛式坐姿（平衡骨盆）

从四肢开始，将左膝绕到右膝上。大幅度张开脚，放松背部，坐在双脚之间。在左臀部下面放一个小垫子。按摩腰椎和骶骨与髂骨之间的关节，然后晃动胳膊和双手，消除紧张情绪。在胸骨前双手合十，拉长颈后部。静静地呼吸，放下膝盖和肩膀，让气息穿过脊柱，只要感到舒适，就可以一直保持这个姿势。向外伸展腿部，蜷起双脚。将右膝盖绕到左膝盖下面，重复上述动作。

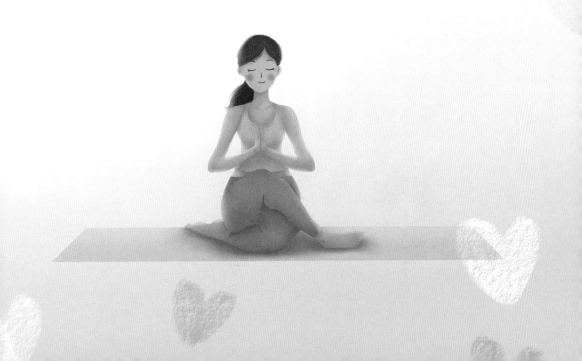

充满活力的站立伸展

　　双脚平行站立，与臀同宽。吸气，抬起左胳膊，让气息向下至左脚。向上伸展胳膊至头上，让右臂沿着腿向下滑。深呼吸，沿着左侧拉长身体。感觉臀部、胸腔和肩膀的压力消除了。轻柔地在体前放下胳膊。在左侧伸展 4 次，吸气的时候向上伸展，伸展到极限时呼气。做动作时保持气息流动，最后达到顶端时停一会儿，做几个简单的呼吸。交换手臂伸展。

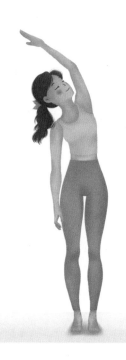

向前弯腰（胸部扩展运动）

　　舒服地站立，双脚平行与臀同宽，手指在骨盆后交叉相握，放松脖子和肩膀。呼气，脚后跟着地，慢慢向前弯身，保持脊柱伸直并且拉长，抬起坐骨。从容一点，呼吸，享受脊柱和大腿的伸展。最后，抬起胳膊，释放肩膀压力，打开胸部。起身时，放低胳膊，屈膝，收缩骨盆并慢慢地伸展脊柱。

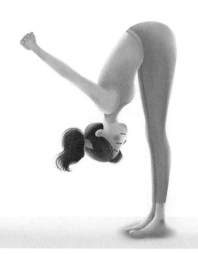

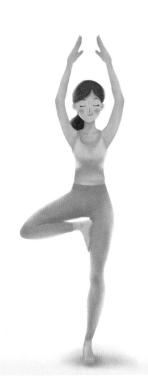

树式（平衡、增强力量、向上生长）

左侧靠墙站着，如果需要可贴着墙站立，保持平衡。目视前方，双脚平行，脚后跟与臀部成一条直线。感觉骨盆居中，重量均衡，放松肩膀，重心转移到左脚，然后抬起右脚，放到左侧大腿骨上。压住右脚，仿佛让它和大腿骨粘在一起，然后伸展手腕。呼吸，感觉有股力量穿过大腿，脊柱和胸部变得很轻。向头上方伸展手臂（如果感觉不稳，可以将双手手掌在胸前合在一起）。换到另一侧重复动作。如果感觉不舒服，可以开始时将右脚放到左脚上。

挺尸式姿势（放松）

仰面平躺，双腿向外伸展，胳膊稍微离开身体两侧。放松肩膀、臀部和膝盖，消除四肢的僵硬感。闭上眼睛，自然地、有节奏地呼吸。感觉地面正好顺着身体背面。呼气，放松脊柱，释放紧张、疲劳的感觉。每次呼气试着比上次持续时间长一些，尽可能多吸入能量。

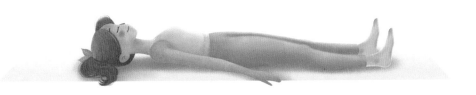

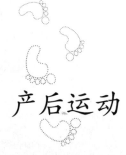

产后运动

生完宝宝后，要抓紧时间重新锻炼身体。6～12周的时候做起大部分动作来都不会很费劲，但是轻度的锻炼在生产后2周之内就应该开始。刚开始时要做一些柔和的运动，比如走路，等适应后慢慢地增大强度。孕激素会在体内停留5个月甚至更长时间，尤其是母乳喂养的妈妈，关节还不够稳固，如果想重新进行力量训练，要从较轻的力量开始。

开始的几天

经过几天充分休息之后，可以开始进行一些柔和的走路运动。在感觉舒服的前提下活动身体有助于恢复体力、刺激循环系统、减少液体积聚、缓解僵硬感，同时还能促使消化系统正常运行。

开始的6个星期

只要感觉身体允许，就先做骨盆底运动以及腹部运动，这些动作能够在产后重整你的骨盆关节，帮助骨盆底层和腹部肌肉恢复怀孕前的功能，也能减少后背下方的疼痛感，增强小便控制力。改善骨盆底层的肌肉控制能力还能提高性生活的乐趣。

对新手妈妈来说，生完宝宝后，走路是重塑体形的最好方法。开始可以慢慢地走，逐渐增加运动量，准备好之后再进行更强的有氧练习。

6星期之后

增加走路的时间，开始进行一些力量训练，这样会使有氧调节和力量训练双方面均衡地结合在一起。这是减掉多余脂肪，塑造强壮、健康、苗条身材的最好方法。

产后练习动作

在伤口愈合、血性恶露停止后，妈妈就可以进行一些简单的练习。但一定要注意量力而行，不可过于劳累。

腹部运动

真空站立

稍微弯曲膝盖，将双手放在两个膝盖上做支撑。吸气，让气体充满肺部和腹部，然后呼气，向内吸肚子，使成凹形。确保后背始终居中。尤其要注意的是呼气和吸气时不要弯曲脊柱。重复此动作 10 次。

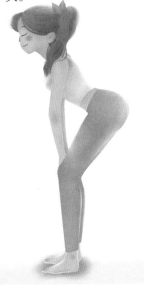

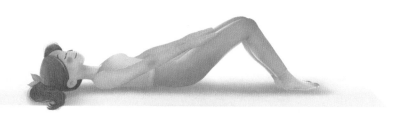

基本压踏

　　仰面平躺，膝盖呈 45 度角弯曲。自己要感觉舒服，轻轻吸着腹部，以保持居中呈直线。吸气，使腹部鼓起，接着呼气，压缩身体，双手伸出，向膝盖靠拢，弯曲时收缩肚子，吸气，回到开始的动作。重复 8 ~ 32 次。脖子和肩膀不要弯曲，要用腹部的肌肉来带动这个动作。在开始弯曲之前，尽量注意收缩腹部肌肉，直到回到地面，一直保持紧缩。

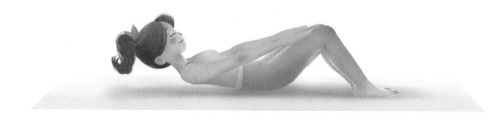

腿部运动

向前冲

站立，一条腿迈向前，后腿膝盖向地面弯曲，前腿膝盖越过脚踝。整个过程保持臀部与肩膀在一条直线上，并且收紧肚子。挤压半边臀部的肌肉，向后拉保持冲刺姿势的那条腿，回到站立位置。每条腿重复动作 8~12 次。随着力量的增强，可以另外手持哑铃进行锻炼。

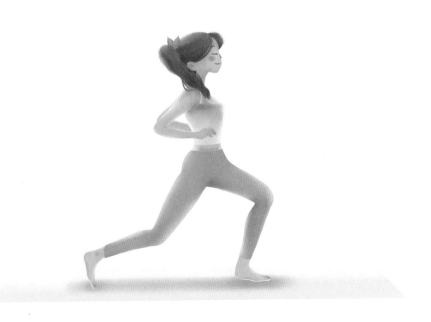

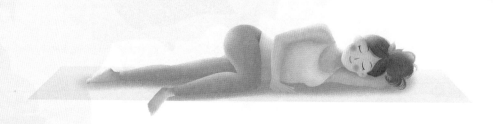

举起内转肌（内侧大腿骨）和举起外转肌（外侧大腿骨）

身体侧躺，呈直线。一只手臂放到头下面以起支撑作用，另外一只手臂放在身体前面保持身体稳定。小腿伸展，大腿向前，越过另一条腿。抬起、放下小腿，保持伸展。注意收紧内侧大腿肌肉，面向天花板的方向。怀孕时也可以做这个练习，将前面的腿放在垫子上休息。每条腿重复 8 ~ 16 次。

胸部运动

俯卧撑

双手和膝盖着地，膝盖正好在臀部下。双手分开，稍微比肩宽，手指向前。头和脊柱成一条线，手肘越过手腕，弯曲手肘，胸部向地面下压。收紧腹部肌肉，这样身体向下时后背不会呈弓形，起来的时候重心前移，而不是拉回。等身体变得强壮了，

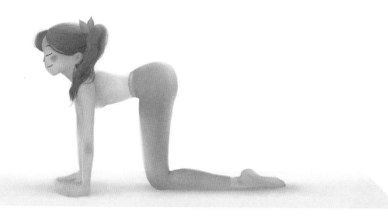

就可以通过向后移动膝盖，增加练习的强度。要确保以正确的姿势完成这个动作，腹部肌肉要足够强壮来支撑中线。重复 8 ～ 16 次。

倾斜三头肌

坐在一个坚固的椅子或低板凳边上，双手分开，与肩同宽，放在板凳边上，手指朝向自己。弯曲手肘，向地面放低身体，直到手肘弯曲成 90 度。确保臀部贴近板凳。伸直手肘，回到开始的位置。重复 8 ～ 16 次。如果想让动作容易一些，可以坐在地上，弯曲手肘，身体可以向后移动；要想增加难度，就在板凳的位置伸展腿部。

伸展运动

在每个动作结束之后伸展相应的肌肉组织，或者在完成锻炼之后，按自己舒服的顺序做一系列伸展运动。怀孕期间做伸展运动也很重要，但是不要过度伸展。放松会使人感觉更加灵活，但是过分拉伸会使关节不稳。锻炼之后做伸展运动能降低受伤、抽筋以及肌肉疼痛的概率。

第五章

月子期合理膳食

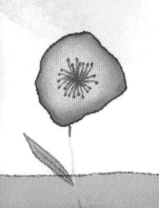
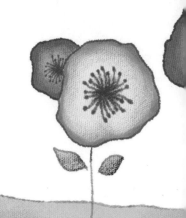

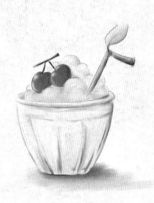

　　虽然宝宝已经离开了妈妈的身体，但此时饮食中的营养还是丝毫不能马虎。这时候的妈妈不但急需营养恢复状态，也需要保证喂给宝宝的奶水中营养充足。健康饮食也包含膳食的平衡，不能过多摄入脂肪和糖分，要合理规划妈妈的饮食。

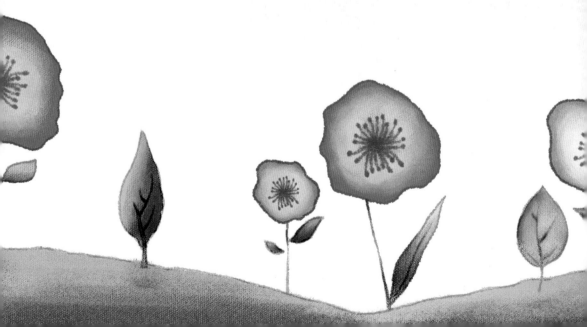

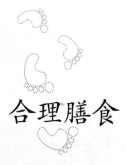

合理膳食

营养对人类的影响

最佳营养学是健康学的一个转折点。"你吃下去的东西，决定了你的样子"这句俗话，从某种意义上讲是正确的。你会惊讶地发现，营养影响着你生活的各个方面，包括你的体重，你对疾病的抵抗力，你的容貌，你的情绪、感受和人际关系。而营养本身又受到下列因素的影响：摄入的食物、摄入的时间以及摄入的方式。

重新建立饮食习惯

很多女性在怀孕以及分娩以后的月子期会本能地重新选择食物。因此，怀孕不但是一个重要的人生改变期，或许还为你提供了一个建立新的饮食习惯的机会，你可以好好把握这个机会，重新建立既有利于自身健康，又有利于家人健康的饮食习惯。如果孕妇在分娩前后饮食合理，就可以给宝宝一个良好的营养起点，而这个营养起点，将会对宝宝一生的饮食方式产生影响。

什么叫作良好营养

良好营养不是一味多吃，良好营养其实是指：食物摄入量适当、食物种类多样、食物之间的比例恰当。良好营养既可以使你享受食物带来的美味，又能使你保持健康和健壮的体格。哺乳期间的营养是非常重要的，它不仅影响妈妈的健康，同时还给吃母乳的宝宝提供了营养条件。月子期间的平衡膳食能够给予妈妈充分的营养，使妈妈积蓄足够的能量，用来满足哺乳的需要。如果你选择母乳喂养，那么，在添加辅食之前，乳汁是小宝宝唯一的营养来源，而乳汁与妈妈所摄入的食物关系非常密切。

控制体重

坐月子期间，体重最好是平稳下降。如果你意识到自己已经偏离了正常的体重范围，应该向医生求助，以便彻底寻找原因。你可能认为怀孕与坐月子期间是一个放纵自己，随心所欲进食的"好机会"，其实月子期间理智的做法是，养成合理的膳食习惯，控制自己的体重。

分娩后的体重

在分娩后大约 1 个月以内，孕妇会减掉孕期增加体重的 2/3，只要你在接下来的几个月不吃过多的脂肪和糖类，剩下的全部或者大部分体重也会慢慢地减掉。如果你决定母乳喂养，体重就不能减得太快，因为体重快速下降会影响乳汁的分泌量。营养供应比恢复体形更重要。

合理膳食的目标

生下宝宝后，很多母亲都会把恢复身材作为一件大事。但减肥绝不能靠过度节食，而应坚持合理膳食。合理膳食最基本的目标，是尽量摄入多种多样的食物，并尽情享受食物的美味。合理膳食的标准是：饮食规律、食物美味、热量适中。而过度节食则传递了这样一个信息：吃是一种犯罪。这种负罪感会影响我们享受食物的美味，使就餐过程变得不愉快。

如果你选择了一种新的饮食方式，必须记住，这种新的饮食方式至少要经过数年或者数月才能成为习惯。这样说来，可能让你感到改变饮食习惯是一件很难的事情。为了消除这种感觉，你可以选择循序渐进的办法，逐步改变。事实上，每当你做出一个小小的改变，你的身体和精神都会感觉更好。在建立新的饮食习惯时，你必须注意到家庭内每一个人的需要，每个人和每个家庭的需要都各不相同。不同的人需要不同的热量，需要不同的食物数量，甚至两餐之间的时间间隔也各不相同。

食物喜好的改变

由于体内的激素水平在怀孕和哺乳期间会发生变化，而激素的变化会带来食欲和对食物喜好的改变，因此，你可能发现自己对食物的喜好发生了改变。下列因素都可能影响坐月子期间的食欲：体力活动减少、睡眠不足、怀孕带来的经济压力等。而合理膳食可以帮助你轻松应对这些问题。

循序渐进达到合理膳食目标

和一般女性相比，孕妇和哺乳期的妈妈，每天额外需要836～1250千焦的热量——相当于1杯250毫升牛奶和1个三明治提供的热量（这个三明治要涂满酱，并且中间还夹有25克左右的肉，或同等重量的奶酪）。如果遵循本书的有关合理膳食的建议，你就不再需要每天计算热量了。你的身体会告诉你，是饥饿还是已经吃饱了。除此之外，你还能知道自己的饮食是否健康。通过本书，会发现实现合理膳食比想象的要容易得多。只要你经历了这种平衡，就会继续选择合理膳食。所谓平衡的感觉是指，你不会感觉到过度的饥饿，也不会感觉能量的剧烈波动。当然，改变不是一件容易的事情，在最初的阶段，激素的波动会使你精心设计的计划偏离预期的目标。最重要的是，健康是营养的基础，短暂的暴饮暴食或者暂时的偏离都没关系，只要你最终能够达到合理膳食的目标即可。

节食并不可取

节食是一个短期的减肥计划，而改变饮食结构是一个长期的过程。节食的恶性循环，通常先是吃的很多，然后为了减肥又吃的很少，等体重减下后，又会吃得很多，于是体重增加得更多更快。如果摄入的热量长期低于身体需要，身体就会形成饥饿模式：由于热量摄入不能满足机体需要，身体便会减慢能耗，使得身体尽可能多地储存热量。换句话说，你的身体会尽量避免热量消耗，对于一个需要为宝宝哺乳的母亲来说，节食不仅令奶水中的营养受损，也不利于妈妈自己身体的恢复。节食时，你会感觉到身体比平常冰冷，比平时更容易疲倦，因为你的身体没有相应的热量供应。恢复正常的饮食后，由于你的身体已经习惯了这种低的热量消耗，它仍然会不断地蓄积热量，而不是燃烧热量，因此，你的体重会快速增加。

情绪和进食

进食和情绪有很大关系。你可能没有意识到，吃得过多、过少或者吃得不合理，通常是由情绪引起的。比如，当你陷入困境的时候，可能借助食物来慰藉自己，一片饼干便可以使你在烦恼或不愉快的时候感到一丝甜蜜。一些产后心情不佳的妈妈不仅没能恢复身材，反而比孕期更重了，正是因为甜食摄入过量。当你发现自己情绪低落而非常想吃东西的时候，正是你做出改变的重要时机，如果能够采取合理膳食，就能够减轻焦虑的状态，摆脱低落的情绪，而不再需要从食物中寻求安慰。

引发食欲的因素

情绪和感受

在妊娠期或者宝宝还小的时候，有些妈妈情绪变化会很大，可能不容易发现自己饮食方面的变化。坚持每天晚上回顾当日进食的时间和食物种类，并记录下来，将有助于了解进食和情绪之间的关系。如果你是一名新手妈妈，晚上最后一次哺乳的时候是做这件事情最好的时机。

如果你找到了情绪和感受与饮食结构之间的关系，就能够有针对性地控制情绪，从而逐渐改变现在的饮食结构。一天做出一个小小的改变，比每几个月做出一个大的改变更容易，也更有效。

习惯和环境

每个人都有自己的进食习惯。仔细观察便会发现，有的人每次路过储存饼干的柜子，就会觉得饥饿，想吃东西。有的人心情放松或者看电视时，有的人长途驾车时，总是不停地想吃东西。

学着记下你的习惯。这个小小的举动，不需要下很大决心，却能够给你带来大大的变化。如果你习惯吃零食，那么家里就尽量不要放置这些东西，这样一来，如果你想吃，必须出去买才行，这也有助于克服暴饮暴食的毛病。清除房间里所有的零食之后，可能刚开始你会很怀念那些零食，可是坚持到最后，你会为这里不再有诱惑而松一口气。

Tips

食物金字塔

达到营养平衡的简单方法就是利用食物金字塔，即从食物所含营养成分的角度来安排饮食。要达到最佳营养，膳食中的绝大部分应该是复合碳水化合物、蔬菜和水果。当然，富含蛋白质的食物也是合理膳食所必需的，但是相对于碳水化合物，人体对蛋白质的需要量要小得多。人体对脂肪的需要量也比较少，并且最好是不饱和脂肪。任何一种食物都不只含有一种营养素：比如，马铃薯不仅含有碳水化合物，还含有矿物质和植物蛋白；红肉不仅富含蛋白质，还含有大量的脂肪，同时也是铁的良好来源；豆制品含有丰富的蛋白质及矿物质。你可以根据自己的情况，从食物金字塔的每一组别中，选择最适合的食物，比如，可以用豆制品代替肉类和鱼类。

怎样避免贪嘴

事实上，只要在正常的进餐时间摄入足够的食物，就能够满足人的营养需求，使身体处于良好的状态。因此，改掉贪嘴的毛病是一件好事情，下面这些小窍门可以帮助你改掉这个习惯。

锻炼

锻炼可以使人精神抖擞，因为它可以帮助机体释放一种称为内啡肽的激素，可以使人感觉良好。内啡肽可以分解身体内储存的糖原，从而稳定血糖浓度。一般来说，在你停止锻炼后的几小时之内，身体代谢仍然很活跃，而食欲也处于抑制状态，当然，前提是不能饿着肚子锻炼。

转移注意力

当你吃完零食以后，可能后悔，痛恨自己没有控制力。如果想改掉吃零食的习惯，下面介绍的方法很有用哦：当你很想进食的时候，可以做一些其他的事情，如果实在控制不了，可以选择吃一些热量较低的食物，千万不要吃糖果、巧克力之类的食品，它们属于快速释放能量的食物，容易使人发胖。

偶尔奖赏自己

在总体控制的基础上，作为奖励，你偶尔可以额外吃一些食物，几次的放纵不会影响健康。只要遵循本章的建议，你对零食的渴求就会逐渐降低，不但能够保持健康，还可以不时地享受一番，而且这并不需要超强的意志力就能办到。

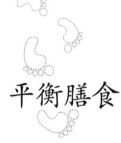

平衡膳食

　　如果想保证自己的营养状况良好，那么，你不仅需要把好进食这一关，还需要把好采购关和烹调关。当你对食物的成分有了一定的了解之后，就可以统计自己进食某类食物的频率了。某些食物只有长时间摄入，才能使你保持健康，另一些食物只需要短期摄入就可以达到这个目的。在你摄入的食物中，一些食物的热量较高，而另一些食物的热量较低，因此，在保证食物种类多样的基础上，合理地搭配膳食，可以使你的热量水平保持稳定，而不至于累积多余的热量。

烹调适度，平衡摄入

　　事实上，食物的消化过程开始于你的烹调过程，烹调食物就是为了使消化过程更容易。理想的膳食模式应该是，你所吃的食物中有70%是经过烹调的。烹调方式是很重要的：过度烹调会降低食物的营养价值；油炸会提高食物中的脂肪含量；对于大多数蔬菜来说，七成熟是最好的。除了烹调以外，咀嚼也是消化食物的重要步骤，咀嚼能有效粉碎食物，因此，进餐的时候慢慢咀嚼食物，这不仅有利于消化，还有利于放松。还要注意的是，餐后留一点时间休息比餐后立即活动更有利于消化。

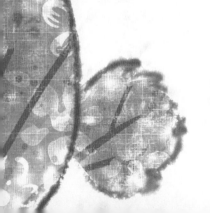

高血糖

每种食物都含有某种形式的糖。进食时，血糖水平会升高，血糖随后转化为人体的能量。食物中的热量，如果不能被身体及时利用，就会转化为脂肪沉积下来，或者转化为肝糖原储存在肝脏中，以便于以后之需。

大部分方便食品——巧克力棒、蛋糕、饼干、精制白面包和一些软饮料，比如可乐、果汁、甜茶等都含有大量的糖分，这些食物虽然可以很快带来饱腹感，但这种状态不会维持很久，随之而来的就是新一轮的饥饿感。在血糖水平经历快速上升和快速下降的过程时，情绪和能量也在经历相同的过程。当血糖水平较高时，你感觉精力充沛，富有激情，并且积极向上；当血糖水平降低时，就会感觉到疲惫不堪，易激怒、焦虑，并且注意力不集中。

低血糖

低血糖是一种很常见的情况。如果发生低血糖，常常伴随下列表现：易激怒，焦虑；富有侵略性；易悲观，精疲力竭；噩梦不断；头痛和饥饿等。这时，如果摄入那些富含糖类的食物，会使你的血糖、情绪像翻滚的过山车一般，在 1 ～ 2 小时内大起大落。如果这种情况发生在孕期或哺乳期，宝宝也会经历这种情况。当宝宝还在妈妈肚子里面的时候，如果孕妇的血糖水平长时间升高，宝宝就可能长成巨大儿。

如果你想了解所摄入的食物，是快速释放糖分，还是缓慢释放糖分，可以参考血糖指数。一般来说，血糖指数高的食物，是富含快速释放糖分的食物。纯葡萄糖（糖分）释放最快，血糖指数定为 100，其他食物的血糖指数都可以此为标准计算。

Tips:

常见食物的血糖指数

　　应该尽可能地少摄入血糖指数超过 70 的食物，这些食物都是"快速燃料"。在一次就餐中，人们总会摄入多种食物，可以先算出总值，然后得出平均的血糖指数。那些富含蛋白质的食物，如牛奶、鱼肉、肉制品和奶酪等，不会像碳水化合物那样引起血糖的波动，血糖指数很低，因此没有列出来。

食物	血糖指数	食物	血糖指数	食物	血糖指数
糖类		梅子	39	大麦	28
葡萄糖	100	樱桃	63		
蜂蜜	58	葡萄柚	25	豆类	
蔗糖	50	梨	25	扁豆	22
				小扁豆	22
水果类		五谷类		大豆	16
西瓜	76	白米	73	豌豆	22
菠萝	59	白面包	75		
葡萄干	64	意大利式细面条	49	根茎类蔬菜	
香蕉	51	糙米	68	马铃薯（煮）	78
猕猴桃	58	燕麦片	79	甜菜根（烹调）	53
葡萄	43	全麦面包	74	甜玉米	52
橘子	43	非精制面条	42	甜红薯	63
苹果	36	全黑麦面包	70	胡萝卜	39

碳水化合物

碳水化合物是人体所需热量的主要来源。部分富含碳水化合物的食物可以快速燃烧提供热量，而另一些则是缓慢燃烧提供热量。

缓慢燃烧供能的复合碳水化合物食物

含有这种类型碳水化合物的食物，血糖指数一般比较低。此类食物主要是一些植物，如：全谷类（燕麦、全麦、糙米、小米、大麦和玉米）、豆类、蔬菜、坚果及种子等。由于这类食物必须经过消化过程才能被粉碎，因此可以长时间提供热量，使摄食者体会到一种平稳而持久的愉悦感。富含复合碳水化合物的食物，是良好膳食结构的基础，在食物金字塔中也处于基础位置。

快速燃烧供能的简单碳水化合物食物

含有这种类型碳水化合物的食物，血糖指数一般比较高。这种简单碳水化合物通常存在于可乐、果汁、糖果、巧克力、精制面粉、饼干、蛋糕和其他含有精制糖的食物中。摄入这种食物，容易引起高血糖和体重超重，因此，尽可能少摄入。当然，如果你正在做体力消耗较多的活动，需要热量，那么，这种类型的碳水化合物是非常有用的。为了尽量避免摄入富含这类碳水化合物的食物，而更多地选择富含缓慢燃烧供能的碳水化合物食物，你需要清理你的食谱。如果对这些食物的欲望不可控制，那你至少要保证两次进食的间隔大于 3 ~ 4 小时，并同时摄入维生素和矿物质。因为，维生素和矿物质可以减轻摄入快速燃烧类化合物造成的不良后果。

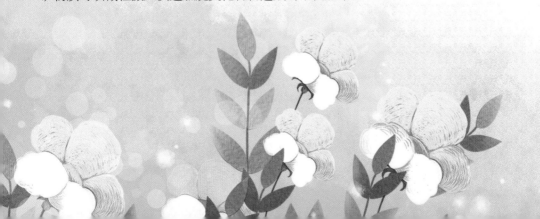

蛋白质

蛋白质是由各种氨基酸合成的，不但是机体的有机组成部分，也是机体细胞保持功能所必需的成分。离开蛋白质，人类是无法生存的。因此，保证摄入充足的蛋白质是很重要的。许多食物中都含有蛋白质，其中以肉类、鱼类、蛋制品、某些蔬菜、豆制品、坚果、五谷类含量最高。在所有氨基酸中，有8种氨基酸是人体不能自行合成，而必须从食物中摄取的。大豆（豆腐）蛋白中同时含有这8种必需氨基酸。

Tips：

热量

每个人都需要热量，也没有哪一种食物是不含热量的。过度摄入热量会导致体重增加，而摄入不足会导致体重减轻。如果你比较关注热量的摄入，那么，食物金字塔和血糖指数应该对你有所帮助。血糖指数和热量的关系是：高血糖指数的食物容易被分解，如果含有的热量没有被及时消耗掉，就很容易转化为脂肪或者糖原储存起来；而血糖指数较低的食物，虽然含有与高血糖指数的食物相同的热量，但由于它们需要较长的时间来释放能量，因此更有可能被身体消耗掉，而不是被储存起来。

富含脂肪的食物，热量通常较高。另外，我们不能小瞧那些软饮料，甚至那些标榜健康的水果汁，通常都添加糖分，也是使体重增加的一个重要因素。所以在月子期间，为尽快恢复身材，千万不要摄入太多甜食。虽然食品工业宣称果汁有益健康，但是，如果你每天摄入果汁超过1杯，又缺乏必要的运动，体重就会增加。因为果汁不但浓缩了2～4个水果的糖分，而且还可能额外加糖。如果确实无法割舍果汁，最好用水稀释3倍后再饮用。通常情况下，最好喝白开水，或是选择花草茶、水果茶。

脂肪

适量的脂肪对机体是非常有益的，特别是必需脂肪酸对健康至关重要。脂肪不但可以保暖，还可以保护神经细胞。脂肪还是机体细胞的一个组成部分，主要构成细胞膜。脂肪分为饱和脂肪和不饱和脂肪。

不饱和脂肪

不饱和脂肪可以为机体提供不饱和脂肪酸，这是机体必需的脂肪酸。它可以协助机体酶系统，让机体细胞内的酶系统发挥最佳的功能。不饱和脂肪在室温下通常呈液态，不会凝固，因此，我们通常称之为油。芝麻、葵花子、玉米、胡桃和橄榄，都可以作为制造不饱和植物油的原料，当然最好是采取冷榨工艺提取其中的油分。冷榨油主要是通过机械挤压而不是加热而提取出来的。在所有的不饱和植物油中，橄榄油是最适合用来烹调的，因为橄榄油在加热过程中不会形成游离的放射性致癌物质。为了获得足够的必需脂肪酸，你可以选择下列任何一种方法：每天吃一把坚果或者植物种子；吃由冷榨的植物油调和的沙拉；每周吃 3 次深海鱼（鲭鱼、沙丁鱼、鲑鱼等）；或者摄入必需脂肪酸补充剂。

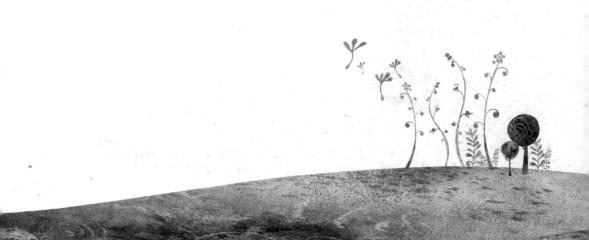

饱和脂肪

饱和脂肪在体内分解以后，会产生饱和脂肪酸，饱和脂肪酸并不是合理膳食结构的有机组成部分。大量摄入饱和脂肪会对健康造成危害，增加患心脏病的危险。饱和脂肪酸通常来源于动物类产品，比如黄油、猪油和红肉。你的饮食中最好避免油炸食物和肥肉。

膳食纤维

食物中天然存在的纤维可以帮助消化，促进胃肠蠕动，除此之外，纤维还有下列功能：维持血糖平衡，清除体内的毒素，降低患胃肠失调、癌症和心血管等疾病的风险。由于纤维具有饱腹作用，吃纤维丰富的食物可以防止摄入过量的食物，因此还有利于控制体重。有一个小窍门，就是在沙拉和谷类食物中加入熟的亚麻子，这样既可以增加膳食纤维，防止便秘，也可以保证必需脂肪酸的摄入。

麦麸是膳食纤维的良好来源，天然麦麸中纤维含量非常高。但是，小麦麸中含有一种磷酸物质，这种物质会影响铁、锌、钙、镁等矿物质的吸收。因此，食用时最好选择燕麦麸。必须注意的是，如果膳食中麦麸的含量突然大量增加，可能会导致便秘，应该在膳食中循序渐进地增加麦麸的量。

维生素

维生素并不是单独发挥功能，它通常是与矿物质和酶协同作用，共同维持身体的正常代谢。如果没有维生素，身体的机能会受到影响，各个器官都不能发挥正常功能。很多蔬菜和水果都含有丰富的维生素，特别是绿叶蔬菜和水果皮。当然，如果选择水果皮，最好是吃有机水果的果皮，这种水果没有农药残留。过度烹调会减少或者破坏蔬菜中的维生素，因此，在烹调的时候，蔬菜最好是蒸煮或者是清炒。维生素缺乏和过量，都不利于身体发育，坐月子期间特别需要注意维生素 A 的摄入。

维生素A（视黄醇）

维生素 A 是上皮细胞膜和胶原细胞膜发育必需的物质。维生素 A 主要存在于蔬菜、奶制品和动物肝脏中。但是，妊娠期间应该避免摄入动物肝脏、鱼肝油等食物，因为这些食物中的维生素 A 含量过高。如果你正在服食维生素 A 补充剂，那么，必须保证摄入量小于 10000 视黄醇当量。维生素 A 过量会影响宝宝脑部和眼睛的发育。

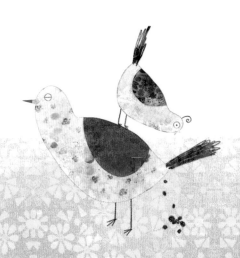

B族维生素

　　B 族维生素是一大类维生素的总称，蔬菜、水果、五谷类食品、坚果和植物种子、蛋类、家禽类、鱼类和奶类中都含有丰富的 B 族维生素。

维生素C

　　维生素 C 有抗氧化和预防感染的作用，它本身就是抗氧化剂，除此之外，维生素 C 还可以刺激结缔组织增生，降低患癌症的风险，并促进膳食中铁元素的吸收。所有的新鲜水果和蔬菜都含有维生素 C。虽然维生素 C 有这么多益处，但过度摄入也是有害的。维生素 C 的最大安全剂量是每日 1000 ～ 1500 毫克。

维生素D

　　维生素 D 可以促进钙质吸收，它和钙都是骨骼发育所必需的营养。摄入维生素 D 可以预防骨质疏松。维生素 D 既可以从食物中摄入，比如动物肝脏、奶制品、蛋类等，也可以经常让皮肤裸露于阳光下，合成维生素 D。

维生素E

维生素 E 具有下列功能：止血、加快皮肤组织的愈合速度、抗氧化等。在全谷类食物、奶制品、黄豆和很多植物种子中，都含有丰富的维生素 E。

维生素K

维生素 K 是血液正常凝固所必需的物质。成人的肠道细菌可以合成维生素 K，因此，不需要从单独食物中摄取。但是，由于新生儿肠道中不存在细菌，因此，在婴儿出生的最初一段时间，需要暂时额外补充维生素 K。

矿物质

矿物质是维持身体健康所必需的物质。每一种矿物质都发挥着特定的功能，共同保持身体健康和促进身体发育。

铁

铁的主要功能是为制造红细胞提供原料，保持机体血红蛋白量的平衡，而血红蛋白的主要功能是为机体携带足量的氧气。孕妇在妊娠期间发生血清铁水平降低是很常见的，因为胎儿需要从母体中吸收大量的铁用来形成自身的肌肉和血液系统。因此，对产妇来说，产后增加含铁丰富的食物是非常必要的。下列食物都含有丰富的铁：肉类、海藻类、菠菜和甘蓝等绿叶蔬菜、豆腐和扁豆等。

Tips：

有效地吸收铁元素

在怀孕的最后 1 个月，铁的需求量会增加，这一时期胎儿会从母体中摄入更多的铁元素，储存起来以便于安全度过出生后的头几个月。宝宝似乎也明白，在这几个月，他的铁摄入量会显著减少，所以，会利用最后的机会储存更多的铁。妈妈在产前会流失大量铁，生产时出血又令气血亏损，甚至贫血，所以月子期要格外注意补铁。如果你正在服用铁补充剂，最好在饭前 1 小时服用，并且在服用前后 1 小时之内少喝茶，因为茶水中存在影响铁元素吸收的物质。

钙

产褥期摄入充足的钙是很有必要的，有利于母亲产后恢复。牛奶、大多数蔬菜、坚果、植物种子、豆类、五谷类、海藻类和奶制品等，都含有丰富的钙。由于钙可以从多种食物中摄取，因此，若无缺钙表现没有必要服用钙补充剂。如果你不爱喝牛奶，也不用担心，你可以从蔬菜中摄入足够的钙。需要注意的是，很多因素都会影响钙的吸收，比如食品添加剂、食品加工过程，甜的汽水饮料（含有磷酸）、小麦或燕麦麸，应尽量避免摄入。

镁

强健骨骼的形成，是钙和镁共同作用的结果。从骨骼的形成过程来看，镁是人体必不可少的矿物质。除骨骼以外，机体的其他组织细胞也需要镁。在发芽的植物种子、叶菜、海藻、坚果、梨、枣、椰子、杏等食物中，镁的含量非常丰富。

锌、硒、锰

锌元素缺乏会降低人体的抵抗力。下列食物含有丰富的锌：南瓜子、杏仁、全麦、燕麦和豌豆等。硒是一种非常重要的抗氧化剂，有抗氧化防衰老的作用。鸡蛋和肉类都是很好的补硒食材。锰可以激活身体的酶系统，保证甲状腺激素和性激素的正常分泌，保证机体免受自由基的损害。糙米、坚果、全麦面包、五谷类都是锰的良好来源。

有营养价值的食物

只要食物种类多样，就能够保证人体良好的营养状况。把食物进行分类，下面的指南能够帮助你搭配出最佳的膳食结构。

五谷类

五谷类是复合碳水化合物和膳食纤维的重要来源。

✚ 增加五谷类的摄入，是一种改善营养状况的简单方法——燕麦、糙米、小米、大麦等食物是很好的选择。

✚ 选择不含"添加糖"或其他添加剂的全麦面包，也可以选择无糖的牛奶什锦早餐。

注意事项：

✚ 由于五谷类食物体积小，相对表面积就比较大，很容易有农药残留，因此，最好购买有机食品。

✚ 如果你对小麦蛋白不能耐受或者过敏，可以选择其他谷类制成的面包。

蔬菜

蔬菜可以为我们提供维生素、膳食纤维、矿物质、抗氧化剂和植物性化学活性物质，从而保护机体免受疾病侵扰，提高机体的修复能力。孕期及产后摄入富含维生素 A 的蔬菜是非常必要的。蔬菜中的维生素 A 和动物类食品中的维生素 A 存在形式不同，动物食品中的维生素 A 是以视黄醇的形式存在的，因此有摄入过量的风险，而蔬菜则不存在这种风险。

✚ 尽量用保证营养价值不被破坏的方式进行烹调。烹调蔬菜时一定要注意，过度的烹调会损失大量的维生素和矿物质，最好采取蒸煮或者少量热油旺火炒的方式，这种方式能有效防止维生素和矿物质的流失。

✚ 蔬菜的种类有很多，各种蔬菜含有的矿物质种类和含量也各不相同。如芹菜，就富含铁和其他矿物质。

✚ 有机蔬菜在生产过程中严格按照有机生产规程，可以更放心地食用。而且由于种植有机食品的土壤含有很丰富的矿物质，因此对人体更有益。

✚ 蔬菜表皮的营养价值也比较高。有机蔬菜的表皮没有农药残留，可以放心食用。

豆类——黄豆、小扁豆、豌豆

豆类是维生素(特别是 B 族维生素)、矿物质和蛋白质的良好来源。黄豆中含有所有的必需氨基酸。

✚ 豆类可以做汤吃、焖着吃，或者加入咖喱和面条中。

✚ 豆子发芽以后，更容易消化，并且含有更多的矿物质。豆芽在冰箱放置几天以后，味道更加鲜美、爽脆。豆芽可以煮、拌沙拉或者夹到三明治里。

注意事项：

✚ 如果有肠胃胀气，最好不要食用豆制品。

✚ 小心超市里面的那些含盐量很高的罐装豆子,食用前一定要留心包装上的说明。

水果

水果可以为机体提供维生素（特别是维生素 C）、纤维素和矿物质。

✚ 一个完整的水果（包括皮和核）提供的能量，比制成果汁以后提供的能量持续时间要长 1～2 小时。

✚ 如果感觉水果摄入不足，可以把水果融入一日三餐，作为正餐的一部分：比如，可以把梨加入早餐的燕麦粥中，也可以在酸奶中添加草莓，或往沙拉中加入苹果、菠萝。

注意事项：

✚ 每天坚持吃水果，平均每天半斤左右即可，水果吃多了也会使体重增加。

✚ 硬皮水果，如苹果和梨，比软皮水果，如草莓、葡萄、李子含糖量少。果脯通常含有较多的糖。

✚ 香蕉属于快速供能型食物，最好不要多吃。

✚ 注意果汁的食用量，尽量少食用，果汁含糖量较高。

肉类

肉类含有丰富的蛋白质、维生素和矿物质，同时也含有较多的饱和脂肪，因此应注意适量摄入肉制品，尽量控制在每日食物摄入的 10% 以内。

✚ 家禽的脂肪含量低于红肉的脂肪含量。红肉中的脂肪通常是饱和脂肪，这种脂肪对人的心脏有害。

鱼肉类

鱼肉类食品含有丰富的维生素、矿物质、蛋白质和必需脂肪酸，如 ω-3 系列不饱和脂肪酸。

✚ 红鱼类，如沙丁鱼、鲭鱼、金枪鱼、鲱鱼、鲑鱼、青鱼等，是必需脂肪酸和维生素 D 的良好来源，应保证每周至少吃 3 次鱼。

✚ 白鱼类，如草鱼、鲢鱼、鳕鱼是维生素 B_{12} 和蛋白质的良好来源。

✚ 烤鱼或者熏鱼时只需要放少量的油。如果用油炸，鱼的营养价值会损失很多。

✚ 鱼罐头虽然也含有矿物质和维生素，但是在加工过程中损失了大部分 ω-3 不饱和脂肪酸，而不饱和必需脂肪酸才是孕期必不可少的，因此鱼罐头不如新鲜鱼营养价值高。

注意事项：

✚ 人工养殖的鲑鱼，其营养价值不如野生鲑鱼高，还可能含有汞。除了鲑鱼以外，养殖的旗鱼、金枪鱼也可能存在这种问题。

✚ 淡水鱼很可能含有农药残留。

✚ 不要生食鱼肉，以免发生感染。

✚ 如果选择加工鱼类，最好选择盐水浸泡的罐装鱼肉，而不要选择油浸泡的罐装鱼肉，后者所含热量较高。

奶制品

奶制品是蛋白质、维生素（主要是 B 族维生素）、矿物质和钙的良好来源，但是奶制品含有较高的热量和饱和脂肪。奶制品对宝宝来说，是非常重要的，因为宝宝生长需要足量的脂肪和能量。而对成人来说，奶制品的摄入量要尽可能适量。

➕ 酸奶是最容易消化的奶制品。尽量选择新鲜的、含有益生菌的奶制品，这其中含有天然的有助于消化的肠道细菌，可以帮助消化和提高抗感染能力。

➕ 如果你正在服用抗生素，含有益生菌的酸奶，可以补偿肠道内损失的有益细菌。

➕ 如果你不愿意吃奶制品，那么，摄入其他能够提供钙的食物是非常有必要的，比如坚果、植物种子、五谷类、豆制品、叶状蔬菜、鱼肉等。

注意事项：

➕ 市售的水果酸奶中，大多添加了香精与糖分，最好是购买无添加酸奶，自己加入水果制作水果酸奶。

蛋制品

蛋制品可以提供蛋白质、矿物质和维生素，特别是维生素 B_{12}。

 蛋类是极易烹调的食品，可以直接水煮或做荷包蛋。

注意事项：

✚ 煎鸡蛋的热量很高，应该尽量减少食用。

✚ 避免进食含有生鸡蛋的菜肴，生鸡蛋中含有大量的沙门氏菌，容易造成感染。

Tips：

奇妙的食物

下面列出的每一种食物都有特定的作用，可以为你的饮食增色不少。

杏仁：含有丰富的矿物质和蛋白质。

杏：含有丰富的铁，风干后的杏呈现深黄色。

芦笋：富含叶酸、维生素 C 和钾。芦笋是一种天然的利尿剂，同时还可以维持肝脏和肠道的正常功能。

大麦：富含蛋白质、维生素和矿物质。大麦还可以降低胆固醇，是一种非常有营养的食物。大麦水对缓解尿路感染非常有效。

甘蔗提炼的蜜糖：富含铁，每天可以摄食 1 茶匙蜜糖。

胡萝卜：含有多种维生素和矿物质，可以改善消化不良的症状。

芹菜：富含矿物质。可以改善肾脏功能，有利尿消肿的作用。

菊苣：一种小型莴苣，可以刺激肝脏功能。

蒲公英：叶子非常有营养。它们含有大量的钾，可以滋补肾脏。可以切碎后加入沙拉中食用。

莳萝（果实）：可以帮助催乳，有利于消化，缓解肠胃胀气症状。

小型菊莴苣：另一种小型莴苣，可以刺激消化系统和肝脏功能。

茴香：在宝宝出生以后，妈妈摄入茴香，可以刺激产奶，帮助消化，缓解胃肠胀气症状。婴儿服用茴香，可以缓解疝气疼痛（最好少量喂食），缓解水钠潴留和浮肿。

无花果浆：对缓解便秘非常有效。

大蒜：作用非常广泛，日常食用可以增强免疫系统的功能，降低感染的风险，降低胆固醇，改善循环系统功能，降低血压。野生大蒜通常在春天或者夏天收获。可以加入汤或者沙拉中食用。

生姜：可以使身体暖和，血脉通畅，还可以缓解恶心症状。

山葵：保持身体温暖，可以用来治疗感冒、发烧和四肢冰冷。缓解胃部绞痛症状，帮助消化。

薄荷：薄荷可以做沙拉或者根据个人喜好来进行烹调，不管哪种食用方式，都可以缓解消化不良导致的消化道疼痛。

荨麻：富含铁、维生素C等。荨麻可以促进乳汁分泌，强健妈妈身体。荨麻平常可以用来做汤或者泡茶。

坚果和植物种子：富含蛋白质，必需脂肪酸和矿物质。杏仁、腰果、榛子、芝麻、南瓜子、葵花子等，这些坚果和植物种子应该经常出现在你的膳食中。

燕麦：可以滋养神经系统，缓解疲劳，释放压力，减轻焦虑症状。可以选择燕麦粥、燕麦饼干。

洋葱和小香葱：有助于消化，促进食物吸收，抑制消化道和泌尿道有害细菌的生长。

西芹：富含铁元素及其他营养物质。可以增强消化功能，缓解体液潴留。

海藻：富含矿物质和铁元素，有益于消化。海藻可以做汤、沙拉，也可以炒着吃、煮着吃。

芝麻：值得特别注意的食物，芝麻中钙的含量非常丰富，如果由于种种原因不能食用奶制品，芝麻是一种很好的替代品。可以直接食用菜肴中的芝麻，也可以食用芝麻酱和豆沙芝麻酱。

菠菜：富含铁、钾、钙、维生素C和其他营养素。可以快速恢复疲惫的身体。

百里香：可以改善消化不良和缓解腹部疼痛症状。

豆瓣菜：矿物质和维生素含量非常丰富，并且具有很好地清除肠道毒素的功能。

坚果和植物种子

坚果和植物种子通常被制成各种各样的食品。它们是人体必需的脂肪酸、蛋白质、钙和复合碳水化合物的良好来源。

✚ 坚果和植物种子是非常好的零食，并且可以放到沙拉或者炒菜中。

✚ 坚果非常有营养。

注意事项：

✚ 避免食用炸的或者腌渍的坚果。

没有营养价值的食品

产后恢复期应该尽可能少地摄入没有营养价值的食品。在很多情况下，这样做不只是因为这类食品没有营养价值，还因为这类食品通常含有过多的脂肪、糖分和盐分。

超加工食品

超加工食物通常添加了 5 种以上的工业制剂。对于没有任何营养价值的超加工食品的原则是"预防第一"。如果你曾经由于疏忽而摄入了超加工食品，也不用感到焦虑，超加工食品的有害作用，与摄入的量和摄入时间的长短有很大的关系。

超加工食品通常含有较多的添加剂，如乳化剂、防腐剂、稳定剂、食用色素、香精，这些添加剂在食品的标签中都会列举出来，此外，还有其他一些以"等等"的形式省略掉了。这些添加剂都是人工制造的化学物质，对健康可能存在长期的负面影响。

✚ 当然，也有一些加工食品可能只含有少量的添加剂，并且含有一些营养素。这些营养素可能是我们从其他饮食中无法得到的，例如，坚果芽。因此，在选择这类加工食品时，需要仔细阅读食品标签。

注意事项

时刻注意不要选择那些经过多次加工的食品。改变你的购物习惯，尽可能多去菜市场采购新鲜食品。

糖类

糖类能为人体快速提供热量，但摄入过多会导致肥胖和蛀牙。糖类食品不含维生素、矿物质和纤维。

✚ 合理安排膳食结构，使膳食既能提供足够营养素，又能保持营养均衡，在合理膳食的基础上适度摄入糖分是允许的。

注意事项

✚ 少吃或者避免甜点、巧克力、饼干等高糖分的加工食品。

✚ 如果你有喝甜饮料的习惯，最好改掉，这不但会导致肥胖，而且还不利于牙齿健康。

✚ 人工制造的甜味剂，对人体健康有着长期的不良影响，可以肯定地说，它们对健康没有好处。

盐分

盐可以维持机体体液平衡，维持血压，保证神经系统的正常功能。但是，盐分摄入过多对健康是有害的，它会引起体液潴留、血压升高，同时，还会使身体丢失大量的钙。

✚ 产妇的身体每天仅需要 1 茶匙盐，并且大部分盐分都应该来自于新鲜的食品。

✚ 烹调时可以加入香草或者其他调味品，比如可以试一下柠檬汁、大蒜和胡椒粉。

注意事项

✚ 避免食用过度加工的食品和腌渍食品，也不要在饮食中加入过多的盐。产妇摄入过多的盐会影响身体多余水分的排出，加重水肿的情况。

水分

机体重量的 70% 是水分，机体每一个功能的实现，都需要水分的参与，不管是消化吸收，还是血液循环以及废物排泄。人的一生中，每日需要的水分是 1.5 ~ 2 升。如果选择母乳喂养，妈妈需要饮用比平时更多的水分，因为多喝水能够让乳汁更容易分泌。

茶和咖啡

茶和咖啡饮料中含有咖啡因。摄入过多咖啡因会造成注意力不集中，加剧情绪波动，抑制铁吸收，导致紧张、失眠、消化不良和血压骤然升高，而且还会通过乳汁影响宝宝。

如果平时咖啡因摄入量就很大，那么戒掉的过程就会很辛苦，特别是对那些咖啡因摄入量较大的妈妈来说，突然减量会引起严重的戒断症状。因此，可以选择逐步减量的方法。在戒掉咖啡因的过程中，一定要保证锻炼和睡眠充足，摄入适量的维生素和矿物质，此外，如果不愿喝白开水，可以喝一些不含咖啡因的花草茶、水果茶等。

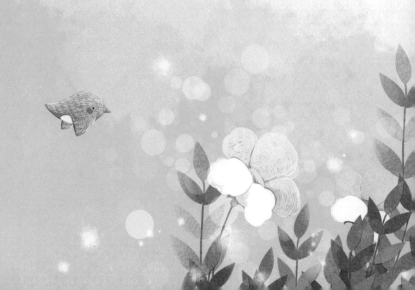

花草茶和水果饮料

白开水是最好的饮料。在白开水中加入一片柠檬或者酸橙，不但使味道更加鲜美，还有助于消化。

有些花草平时就作为滋补品而被我们熟知。尝试新的花草茶的时候，最好1次1种花草，观察服用后的反应。当你习惯了这种口味，了解了它们的功效以后，就可以把几种花草混合泡水饮用了。可以直接购买混合的花草茶包，也可以根据对花草作用的了解，自己配制。

茴香茶： 可以帮助消化，减轻水肿症状，并且可以帮助妈妈产奶。

姜茶： 是预防和缓解恶心症状最有效的饮品之一。

代代花、柠檬水： 具有镇静作用，心绪不宁时服用效果明显。

金盏草： 有提高免疫力的功能，有助于产后恢复。

荨麻茶： 可以帮助铁元素的吸收，促进造血。

薄荷油： 可以帮助消化，缓解心绞痛、风寒和恶心等症状。饭后饮用效果较好。
具有同样功效的花草茶还有柠檬油、荷兰薄荷。

新鲜的蔬果汁： 不管是蔬菜汁还是水果汁，均可稀释后饮用，可以长期饮用。苹果、柠檬、橙茶的糖含量比大部分果汁的糖含量低。

果奶： 如果是用脱脂奶和樱桃、黄桃等水果混合制成的，虽然很美味，但是由于含有较高的热量，最好控制在每周1～2次。

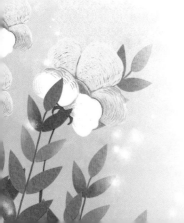

维生素和矿物质补充剂

只要保持膳食营养均衡，食物种类多样，就可以提供足够的矿物质和维生素。即使在孕期，这种膳食也能够为宝宝和妈妈提供获得足够的营养。必须记住的是，没有任何一种膳食标准是放之四海皆准，适用于所有人的。如果你食欲不佳，或者根本不愿意吃任何东西，那么，即使是由有机食品烹调的、营养平衡的膳食，你还是有可能缺乏营养。

因此，不管你的饮食多么合理，如果出现缺少营养素的情况，最好服用营养补充剂。但是，必须注意，营养补充剂不能代替正常的饮食。事实上，在健康膳食的基础上，营养补充剂才能够更充分地吸收。

了解最合适的补充途径

不同的维生素和矿物质，发挥作用的途径不同，因此，服用补充剂时必须考虑这一点。矿物质，比如锌、铁和钙，只有和其他的维生素、矿物质一起，才能充分被吸收并作用。如果你只是单纯摄入铁，它会干扰锌和钙的吸收。如果你服用的不是经过特殊工艺加工的复合补充剂，两种矿物质补充剂的服用时间至少要间隔1小时。

当一起空腹服用铁和维生素C或者稀释的果汁时，铁的吸收最好。茶会抑制铁的吸收，因此，服用铁剂的前1小时和后1小时都不应该饮用茶水。

选择适合自己的营养补充剂

选择营养补充剂必须慎重，并非所有的营养补充剂都能及时见效的。此外，很多铁补充剂都存在吸收困难的问题，会导致出现消化问题，以便秘最常见。研究表明，复合铁补充剂更适合怀孕与哺乳期的女性，这种补充剂不仅含有铁，还含有其他维生素和矿物质。因此，最好选择好吸收，含有多种矿物质，不含色素、糖分、防腐剂的复合营养补充剂。

如果你对营养补充剂的成分仍有疑问，可以咨询医生。

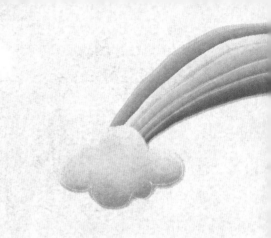

第六章

妈妈的美味月子餐

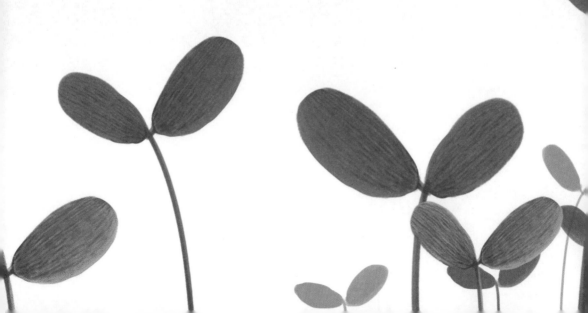

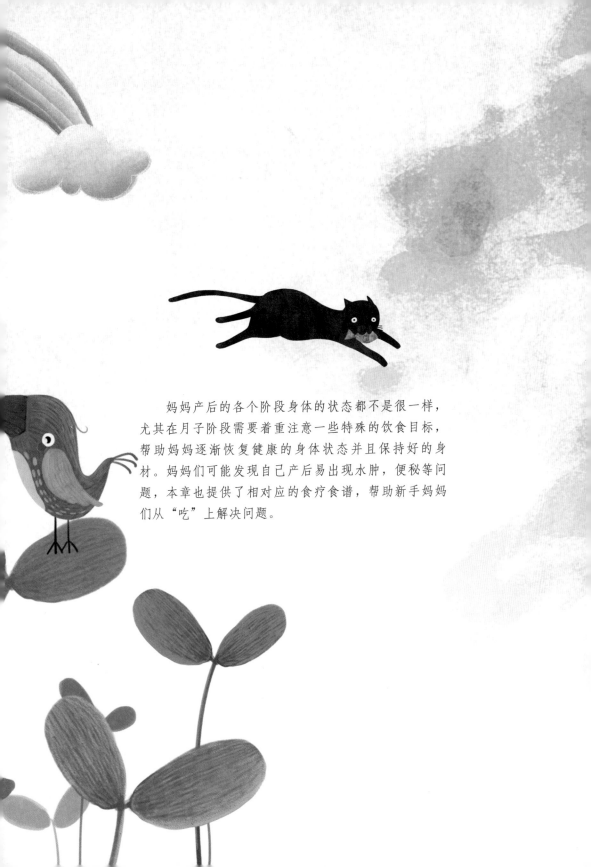

　　妈妈产后的各个阶段身体的状态都不是很一样，尤其在月子阶段需要着重注意一些特殊的饮食目标，帮助妈妈逐渐恢复健康的身体状态并且保持好的身材。妈妈们可能发现自己产后易出现水肿，便秘等问题，本章也提供了相对应的食疗食谱，帮助新手妈妈们从"吃"上解决问题。

妈妈要好好慰劳自己：月子期进补方法

妈妈在月子里需要充足的营养以补充妊娠和分娩时的身体消耗，帮助恢复体力。保证饮食的健康营养，不仅对身体恢复大有好处，还有助于宝宝的健康成长。

中医进补原则

不少人以为生完宝宝后越补越好，其实从中医的角度看，进补的原则应是"有虚才补，补气又补血"。妈妈产后气血亏虚，在补气的同时也要注意补血。月子期间注意不要感冒，因为感冒容易引起发热、呕吐等症状，有这些情况是不宜进补的。

气虚进补方法

产后气虚一般表现为乏力、食欲不振、易头晕、易疲劳、面色白、爱出汗。气虚的妈妈在饮食上应注意保持三餐正常，多食用一些有营养的食物，比如糯米、粳米、山药、红枣、胡萝卜、香菇、豆腐、鸡肉、兔肉、鹌鹑、牛肉、青鱼等。也可以采用中药进补法，适当食用人参、西洋参、党参、黄芪、白术等，但必须先咨询医生，在指导下适当进补。

血虚进补方法

产后血虚一般表现为面色苍白或蜡黄、唇色淡、指甲无血色等，妈妈可能会因贫血而出现心慌、失眠、头晕眼花、手足发麻等症状。在饮食方面，血虚的妈妈要多吃含铁的食物，如葡萄、樱桃、苹果、深绿色蔬菜、鱼、蛋、奶、大豆、猪肝、鸡肝等。也可在医生指导下辅以中药进补，如熟地黄、当归、何首乌、枸杞子等。

阴虚进补方法

产后阴虚一般表现为体形消瘦、手足心发热、口燥咽干、头晕眼花、虚烦不眠、盗汗、脸颊易红、大便干燥等。在作息时间上，阴虚的妈妈应注意不要熬夜。在饮食上，若体质燥，易上火，则适合凉补，可适当食用绿豆汤、西瓜、冬瓜、丝瓜等来祛火，也可在医生指导下服用一些中药，如天门冬、玉竹等，但要牢记不可擅自用药。

阳虚进补方法

产后阳虚一般表现为嗜睡、畏寒、面色白、易腹泻、尿频。在饮食上，阳虚的妈妈注意不要吃太多生冷食品，即使在夏天盛暑时也不要吃太多冷饮。也可服用中药鹿茸、杜仲等进行调理，但应事先咨询医生。

既保证营养又保持身材的方法

要多吃些瘦肉、豆制品、鱼、蛋、蔬菜、水果等食物，少吃高脂肪及高糖类食物。而且，要尽早活动，以增强神经内分泌系统的功能，促进人体新陈代谢，消耗体内多余的脂肪。另外，应该尽早哺乳，因为哺乳可以加速乳汁的分泌，促进母体的新陈代谢，并将身体组织中多余的营养成分传递给宝宝，从而减少皮下脂肪的蓄积。

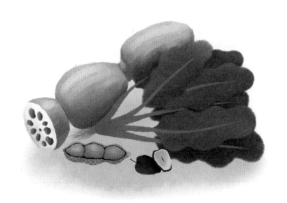

四季进补的不同注意事项

春季宜取温避凉

　　春季不宜用人参、鹿茸等温燥补品，以免加重身体内热，损伤人体正气；可在医生指导下选用养阳气的中药材，如花旗参、淮山、黄芪等。体质虚弱、中气不足、四肢无力的产妇，可酌情选用淮山、首乌、芝麻等。同时，要注意摄取充足的维生素，以提高身体免疫力；少食酸性食物，以免伤及脾胃。另外，春季天气潮湿多雾，可多食用健脾祛湿的食物，如赤小豆、薏米、鲤鱼汤、鸭肉粥等进行调补。

夏季宜凉润、补气、生津

　　夏季是阳气最盛的季节，新陈代谢比较旺盛，出汗过多，易流失津液，而产后多有瘀血，产妇若进食生冷的食物会促进凝血，就可能导致恶露不净、产后腹痛。因此，夏季进补应以凉润、益气、生津为主，避免耗气伤津。夏季可选用滋阴补气的食物，如淮山、莲藕、桂圆、菠菜、花生、红枣、胡萝卜等。健脾祛湿、生津消暑的粥品，如薏米百合粥、莲子荷叶粥、黑米桂花粥等很容易被消化吸收，且兼具保健作用，可以适当多喝一些。

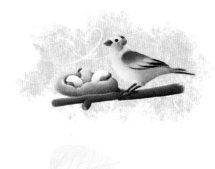

秋季宜防燥养阴，滋阴润肺

秋季饮食宜甘润，可多选用百合、淮山、莲藕、菠菜、芝麻、猪肺等养阴润燥的食物，少食姜、葱、辣椒等辛辣刺激的食物，以免伤及肺气。产妇在秋季宜多食用甘润滋补的食物，可避免虚不受补；也可在医生指导下使用沙参、玉竹、麦冬、天冬、百合、杏仁、川贝等中药材，建议适量进食银耳莲子百合鸡蛋汤、沙参麦冬乌鸡汤等。

冬季宜活血补气，忌寒凉

冬季进补最利于人体吸收和贮存，对身体健康也最有利。产妇在冬季可适量选用羊肉、桂圆、木耳、黑豆、芝麻、黑糯米等滋补食物。还可以搭配活血补气的药材，如人参、黄芪和当归等帮助加速新陈代谢。冬季人体脾胃功能相对虚弱，应忌食寒性食物，如马蹄莲、柿子、生萝卜、生黄瓜、冬瓜等，否则易伤阳气。

妈妈的营养汤品烹饪秘诀

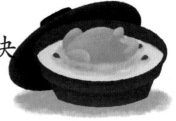

选料要得当

食材是烹饪月子餐的关键所在。用于给产后妈妈进补的食材，通常为动物性食材，如鸡肉、鸭肉、猪瘦肉、猪蹄、猪骨、鱼类等，这类食物中含有丰富的蛋白质和核苷酸等，适合产妇产后补身。月子餐选材时，应尽量选择天然、无污染的食材。

搭配有讲究

有许多固定的食物搭配模式，即餐桌上的"黄金搭配"，可以使各种营养素相互补充，发挥到最大功效。如鲤鱼和丝瓜、鲫鱼和豆腐，这样的搭配会使人最大限度地摄取鱼肉中的蛋白质；海带和棒骨，这种搭配能使棒骨中的酸性与海带中的碱性中和。为使汤的口味纯正，一般不用多种动物性食材同煮。

火候应适宜

煲汤时，食物的温度应长时间保持在85~100℃。因此，煲汤的要诀是大火烧沸、小火慢炖，这样可以把食物中的营养素一点点炖出来，并使汤味浓醇。

放料须谨慎

产妇不宜进食辛辣、味重的食物，诸如辣椒、胡椒、葱、蒜之类都应尽量少用。盐应该最后放，因为盐会使食材中的水分排出、蛋白质凝固，有碍鲜味的扩散，而且会使肉质变老。

产后第一阶段：第1～7天

　　由于分娩时能量的消耗以及体液的大量流失，产妇会感觉到饥饿和口渴。如果没有麻醉等特殊原因，顺产的妈妈产后可立即进食。可以先进食少量的流食来补充体力，然后再逐渐增加食量。特别是产后第一天，不论是剖宫产还是顺产的妈妈，都最好进食清淡而富有营养的流质食物，如汤、面条、稀粥等。

不吃气味重、难消化的食物

　　产妇还要注意不能吃气味偏重、难以消化的食物，如糯米食品、豆类、菠萝、油炸食物等，否则不仅会引起消化不良，还会使气血不畅，影响身体恢复。肠胃不好、吃豆类容易胀气的产妇，这周先不要吃薏米、黑豆、红豆等食物，建议只喝这些食材熬煮的汤，汤里的营养成分可利水消肿。

Tips

产后第一阶段调理重点

促进子宫收缩，活血祛瘀，排出恶露。

通畅乳腺，促进乳汁分泌。

利水消肿，补血养血。

舒缓压力，增强体力。

促进伤口愈合。

强健脾胃，预防便秘。

不过多进食蔬菜

产后第一周，可以适量食用蔬菜，但不要太多，第二周再逐渐增加。新鲜的蔬菜、水果中含有大量维生素及矿物质，还可以缓解产后排便不畅的问题。但月子里吃多少蔬菜要根据自己和宝宝的体质情况来决定，有些哺乳的妈妈吃蔬菜后本人没有出问题，但宝宝却出现便稀、绿便等现象。所以，月子里的妈妈应根据具体情况来决定摄入蔬菜的数量和种类。

别多吃下奶食物

在生完宝宝 3 天内，很多妈妈的乳腺管还没有畅通。如果此时进食太多的下奶食物，奶会下得很急，但乳腺管没通，乳汁根本流不出来，就会造成"上通下堵"的情况。奶催得太急，而宝宝的需求量又不多，就会使妈妈的奶水积存在乳房中，造成乳房肿胀、疼痛，严重时还会引发高热、乳腺炎症等。这样不但妈妈会很痛苦，也会影响给宝宝哺乳。所以，在初乳没有下来之前，千万不要吃任何催奶的食物。

剖宫产妈妈的特别饮食

剖宫产手术可能会使肠管受到刺激而导致肠道功能受损，肠蠕动速度减慢，肠腔内有积气，术后可能会有腹胀感。所以剖宫产术后需禁食，一般以排气作为可以正常进食的标志。恢复进食后，最好食用蛋羹、米粥等容易消化的食物，等胃肠功能完全恢复后，再开始正常饮食。

少食多餐

剖宫产术后第一天，一般以稀粥、藕粉、果汁、鱼汤、肉汤等流质食物为主，一次不要吃得太多，一天分 6~8 次进食。术后第二天，可吃些稀、软或煮烂的食物，如肉末、肝泥、鱼肉、烂面、烂饭等，一天吃 4~5 次。术后第三天，就可以正常饮食了，注意优质蛋白质、各种维生素和微量元素的摄取，主食、副食要合理搭配。

精选月子餐

薏米花生粥 养血补血、利水祛湿

原料（1人份）：

主料：薏米50克，花生米30克。

调料：冰糖20克。

做法：

1. 将薏米洗净，用水泡软；花生米洗净，浸泡约30分钟。

2. 锅中注水，放入花生米，烧开后用小火煮40分钟，加入薏米继续煮，直到米烂粥稠。然后加入冰糖搅匀，待糖溶化后盛出即可。

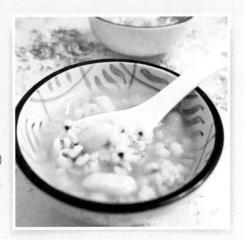

益母草粥 活血、利尿、解毒

原料（1人份）：

主料：益母草100克，大米50克。

调料：红糖10克。

做法：

1. 将益母草、大米洗净。

2. 锅中放一碗水，加入益母草，用中火煮约30分钟，熬成汁状，捞出渣子，汁备用。

3. 将大米放入煮好的益母草汁中，用小火煮约30分钟，至粥呈黏稠状，加入红糖即可。

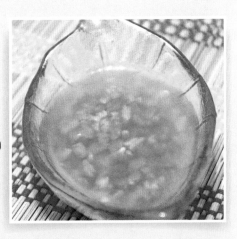

鸡蛋阿胶粥 补气益血

原料（1 人份）：

主料：鸡蛋 3 个，阿胶 30 克，米酒 100 克。

调料：盐少许。

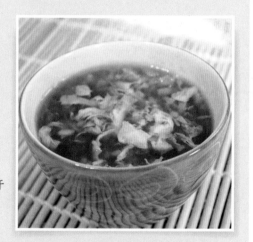

做法：

1. 鸡蛋打入碗中，打散、搅匀。
2. 阿胶研碎放在锅里，加入米酒和少许清水，用小火炖煮。
3. 煮至阿胶溶化后，均匀浇入鸡蛋液，加少许盐调味，稍煮片刻后即可盛出。

香油蛋炒饭 促进子宫复原、预防便秘

原料（1 人份）：

主料：米饭 200 克，鸡蛋 2 个。

调料：姜片适量，香油、酱油、盐各少许。

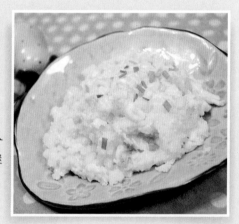

做法：

1. 鸡蛋打入碗中搅散，姜片切丝备用。
2. 将香油倒入锅中烧热，放入姜丝炝锅，加入蛋液翻炒；再加入米饭及少量酱油、盐，继续翻炒片刻，即可起锅。

白萝卜橄榄猪肺汤　促进伤口愈合、排气

原料（1人份）：

主料：猪肺250克，白萝卜200克，橄榄20克。

调料：姜片、盐各适量。

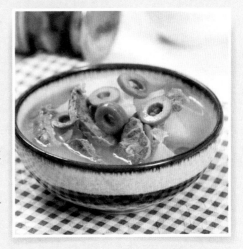

做法：

1. 白萝卜洗净去皮，切块状备用；橄榄洗净，用清水浸泡5分钟备用。
2. 猪肺切片，浸泡于清水中，然后洗干净；放进开水中煮5分钟，捞起过凉水，沥干备用。
3. 以上全部材料与姜片一起放入砂锅里，加入适量清水，大火煮沸后，改小火煮约2小时，加盐调味即可。

鸡肉山药粥　增进食欲、补益元气

原料（2人份）：

主料：山药、大米各50克，枸杞子、去壳熟松子各20克，鸡胸肉70克。

调料：盐少许。

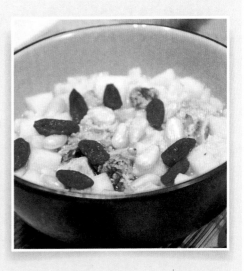

做法：

1. 鸡胸肉洗净切丁，放入沸水中汆烫，捞出备用；大米洗净；山药去皮，洗净，切小块。
2. 锅中加水，将大米、鸡肉丁、山药块放入锅中，先用大火炖煮，汤沸腾后转小火煮至米熟。熄火前放入枸杞子，加盐调味，最后撒上熟松子即可。

首乌排骨汤 活血补血、润肠通便

原料（2人份）：

主料：猪排骨500克，首乌100克。

调料：葱、白醋、盐各适量。

做法：

1. 将猪排骨斩成小段，放入沸水里煮2分钟，去除血水，捞出洗净控干；首乌洗净备用；葱切末。

2. 将首乌、猪排骨、白醋放入砂锅，用大火烧开，改用小火炖至烂熟，撒上葱末，加盐调味即可。

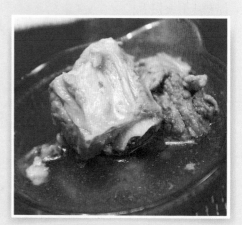

枸杞子山药猪心汤 补血、健脾、安神

原料（2人份）：

主料：山药100克，枸杞子30克，猪心1/2个。

调料：姜片、盐各适量。

做法：

1. 猪心切薄片，洗净血水、杂质，放入开水中焯一下捞出；山药洗净去皮，切滚刀块；枸杞子洗净，用清水泡10分钟。

2. 将猪心片、山药块、姜片放入砂锅中，加足量水，盖上锅盖，大火烧开，改小火煮30分钟。

3. 放入枸杞子、盐，再煮15分钟即可。

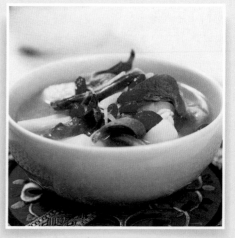

营养汤面　促消化、健脾胃、增营养

原料（2人份）：

主料：干面条、猪肝各40克，鲜虾20克。

调料：高汤2碗，盐适量。

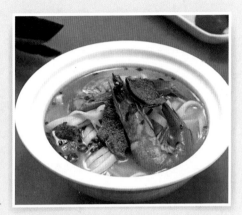

做法：

1. 将鲜虾去掉虾线，洗净备用；猪肝洗净切片后，用沸水略烫，去除血水备用。

2. 将干面条放入滚沸的水中煮至九成熟，捞起，沥干水分，盛在碗中备用。

3. 取一汤锅，加入2碗高汤煮至滚沸，加入备好的鲜虾、猪肝片，以中火煮熟。

4. 将面条放入汤锅中，煮至软熟，加入少许盐调味即可。根据个人口味，还可以加入少量香葱调味。

虾仁芙蓉蛋　增强体力

原料（2人份）：

主料：鲜虾50克，鸡蛋清6个。

调料：黄酒、淀粉、葱、盐各适量。

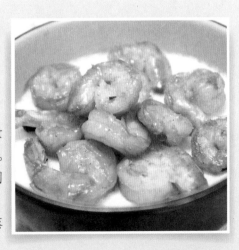

做法：

1. 将鲜虾去头、去壳和虾线，洗净，放入适量淀粉、盐和少量蛋清拌匀；将葱切成葱花备用。

2. 在剩余蛋清中放入适量盐和水搅拌均匀，倒入碗中。

3. 蒸锅内注水烧开，将盛鸡蛋液的碗放锅中蒸7分钟，即成芙蓉蛋。

4. 炒锅内放油烧热，放入虾仁，待虾仁炒熟后，将油沥出，放入葱花和黄酒稍炒，最后出锅，倒在芙蓉蛋上即可。

鲜藕汁饮 促进恶露排出

原料（1 人份）：

主料：新鲜白嫩的莲藕 1 根。

调料：牛奶、白砂糖、白醋各适量。

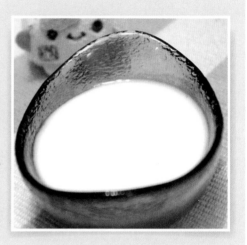

做法：

1. 莲藕洗净污泥，削去皮，切成小块，泡在清水中，水中加少量白醋。

2. 将藕块捞出，连同适量清水一起放入榨汁机搅打，并滤去渣滓（榨汁机有过滤网）。

3. 砂锅中注入适量清水，烧热后加入藕汁，放入适量牛奶、白砂糖，小火加热 5 分钟即可。

米醋木瓜生姜煲 促进子宫收缩

原料（1 人份）：

主料：木瓜 500 克，姜 30 克。

调料：米醋 500 克，白砂糖适量。

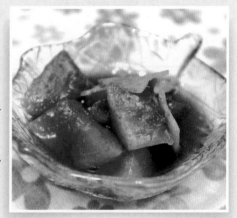

做法：

1. 木瓜去皮，挖去瓤、籽，切成小块；姜洗净切片。

2. 将木瓜块和姜片一起放入煲内，加水、米醋、白砂糖小火煮 30 分钟即可。

鸭肉海带汤 滋阴补虚、利水消肿

原料（2人份）：

主料：鸭肉、水发海带丝各100克。

调料：盐、姜片各适量。

做法：

1. 鸭肉洗净斩块，焯水备用。

2. 砂锅里加入适量清水、姜片、鸭块，大火烧开后，改小火煮30分钟，加入海带丝再煮40分钟，待鸭肉炖煮至熟后，加盐调味即可。

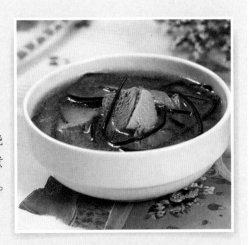

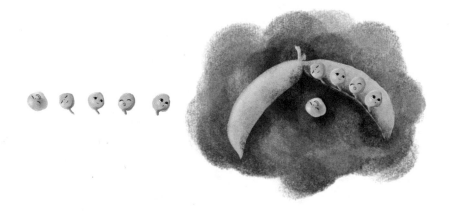

产后第二阶段：第 8 ～ 14 天

经过前一周的调养与适应，产妇的体力已经慢慢恢复，所以这阶段可以用一些补养气血、滋阴补阳的温和补品来调理身体，同时可以吃一些能促进乳汁分泌的食物。饮食在延续前一周的食材基础上，还要注意身体对这些食物的消化情况，如果有便秘或燥热症状，则应增加一些清热利尿的食物，以防患上痔疮。另外，这阶段应在饮食中补充增强骨质和补益腰肾的食物，以缓解产后的腰酸背痛等不适。还要注意预防产后抑郁，可依个人体质选用莲子、红枣、茯苓、桂圆、百合、莲藕、菇类等来调节紧张情绪，缓解失眠症状。以上饮食建议是针对顺产妈妈设计的，剖宫产的妈妈因为伤口复原速度较慢，应该推迟两周进补，所以在这个阶段最好还是延续第一阶段的饮食方案。

Tips：

产后第二阶段调理重点

补血强心，恢复体力。

调理脏器。

促进乳汁分泌，促进子宫收缩，预防子宫下垂。

强健筋骨，预防腰肾酸痛。

润肠通便，温补膀胱。

注意脾胃调理

滋补身体的高汤通常比较油腻，需要特别注意肠胃的保健，不要让肠胃因受到过多的刺激而导致腹痛或者腹泻。三餐的营养要搭配合理，关键是在补身的同时，也要让肠胃舒服。早餐可多摄取五谷杂粮类食物，午餐可以多喝些滋补的高汤，晚餐则要加强蛋白质的补充，同时要保证饮食清淡。

重点调理孕期产生的不适症

在怀孕期间产生的虚弱现象或不适症状，也是本周的调理重点。常见的不适症有贫血、手足腰腿酸痛、心跳太快、容易喘促、呼吸道过敏、消化不良、便秘、尿频等。因此，这个阶段的饮食在调理体质的同时，还应兼顾健脾养胃、强筋健骨、补血强心、改善排便及温补膀胱。

注意利水消肿

由于分娩时气血损伤，身体运化水液的功能下降，产妇容易出现水肿，所以利水消肿是产后初期保健的一项重要任务。产妇应多补充些利水消肿的食物，如红豆、薏米、泥鳅、芹菜、桑葚等，同时还应注意食物的属性是否适合自己的体质。

注意补气养血

妈妈在生产时会耗费大量能量，也会流失很多血液，因此，在产后要注意补气养血，帮助身体尽快复原。一要保持乐观情绪。妈妈心情愉快、性格开朗，不仅可以增进机体的免疫力，有利于身心健康，还能促进骨髓造血功能，使得皮肤红润，面有光泽。二要注意饮食调理。平时应多吃些富含"造血原料"的优质食物，以补充必需的微量元素(铁、铜等)、叶酸和维生素 B_{12} 等的营养食物，如动物内脏、鱼、虾、蛋类、豆制品、黑木耳、黑芝麻、红枣以及新鲜的蔬菜、水果等。

精选月子餐

银耳红枣汤 健脾润肺、滋养身体

原料（1人份）：

主料：银耳 10 克，枸杞子 5 克，红枣 20 克，百合 15 克。

做法：

1. 银耳放在清水里泡 30 分钟，红枣、枸杞子洗净备用。
2. 银耳、枸杞子、红枣和百合放到砂锅里，加清水，中火炖开。炖的过程中要经常拿勺子搅动一下，以免粘锅。
3. 炖开后改小火慢炖 20 分钟，关火。
4. 盖上盖子，再焖 5~10 分钟即可。

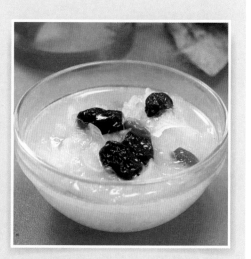

排骨萝卜汤 开胃健脾、下气宽中

原料（2人份）：

主料：猪小排 250 克，白萝卜 100 克。
调料：盐、醋、葱（打结）、姜片各适量。

做法：

1. 将排骨洗净，顺骨缝切开，斩成约 3 厘米长的段，放入开水中焯一下，捞出洗净；白萝卜削皮，切成约 5 厘米长的滚刀块。
2. 锅内放足量水烧开，放入排骨块和醋煮开，撇去浮沫，放入姜片、葱结烧开。
3. 加入白萝卜块，一同倒入砂锅内，盖上盖子，改用小火炖 60 分钟左右，待肉熟烂离骨时，拣去葱、姜片，加盐调味即可食用。

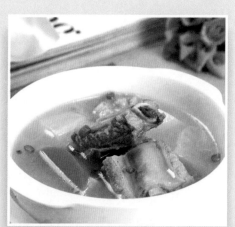

猪蹄黄豆汤 促进乳汁分泌

原料（2人份）：

主料：猪蹄2只（约500克），黄豆100克。

调料：盐、料酒、葱、姜各适量。

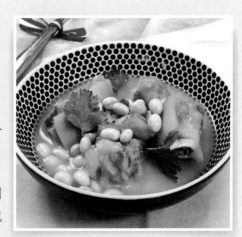

做法：

1. 将猪蹄刮洗干净，每只猪蹄斩成4块，放入开水锅内煮开，捞起用清水洗净。

2. 葱打结，姜切片。

3. 黄豆拣净杂质，用冷水浸泡膨胀，淘净后倒入砂锅内，加适量水，盖好盖子，用小火炖1小时左右。

4. 放入猪蹄烧开，撇去浮沫，加入姜片、葱结、料酒，改用小火炖至黄豆、猪蹄均酥烂。

5. 放盐并用大火再加热约5分钟，拣去葱结、姜片即可。还可在出锅时加些香菜提味。

白果鸭梨鹌鹑汤 养阴补液、益肺补气

原料（1人份）：

主料：白果20克，鸭梨1个，鹌鹑1只。

调料：姜片、葱段、盐各适量。

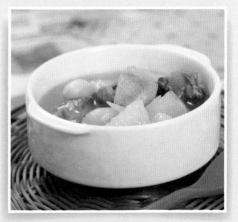

做法：

1. 将鹌鹑斩块，用开水焯一下捞出；鸭梨去核，切块；白果去壳、外衣和芯，清洗干净。

2. 将鹌鹑块、鸭梨块、白果、姜片、葱段放入炖盅，注入适量清水，炖2小时至熟，加盐调味即可。

花生鸡爪汤 养血通乳、排出恶露

原料（3人份）：

主料：鸡爪10只，花生米50克。

调料：料酒、葱花、姜片、盐、橄榄油各适量。

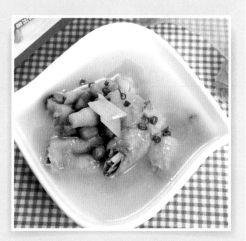

做法：

1. 鸡爪斩去尖，洗净，放入开水中焯一下，捞出沥干。

2. 将鸡爪倒入汤锅中，加料酒、姜片及清水。中火炖15分钟后加入花生米，下盐调味；中火再炖40分钟，撒上葱花，淋上橄榄油，大火煮2分钟即可。

肉末菠菜 补血、补钙

原料（2人份）：

主料：菠菜200克，猪肉（肥瘦相间）25克。

调料：葱、姜、盐、湿淀粉、食用油各适量。

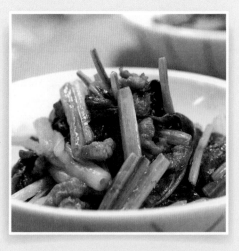

做法：

1. 菠菜先在沸水中焯一下，过凉水之后捞出，挤干水分，切3厘米长段；猪肉切4.5厘米见方的小丁；葱、姜切末。

2. 炒锅内放食用油烧热，放入葱末、姜末炝锅，放猪肉丁煸炒，快熟时放菠菜段翻炒，用湿淀粉勾芡，加盐调味即可出锅。

虾仁鱼片汤 促进泌乳、益气养血

原料（2人份）：

主料：鲜虾仁200克，鱼肉150克。

调料：熟猪油、湿淀粉、盐、葱、姜、高汤各
　　　适量。

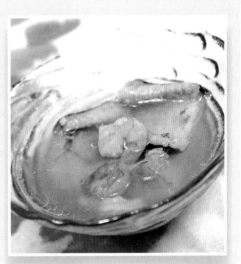

做法：

1. 鲜虾仁洗净，放入油锅中微炒，捞出；鱼肉
　 洗净切片，放热水锅中汆烫捞出；葱、姜洗
　 净切末。

2. 锅置火上，加熟猪油，油热后放葱末、姜末
　 爆锅，加入高汤。

3. 锅开后放虾仁、鱼片，烧开后用湿淀粉勾芡，
　 随后放入盐调味即可。

核桃芝麻粥 补钙益智、缓解压力

原料（2人份）：

主料：核桃仁60克，黑芝麻30克，糯米100克。

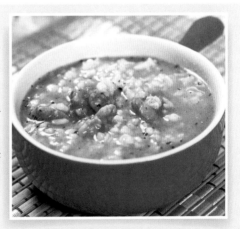

做法：

1. 将核桃仁捣碎；黑芝麻、糯米去杂质，洗净
　 备用。

2. 锅内加适量水，放入核桃仁碎、黑芝麻、糯
　 米一起煮粥，熟后即成。

百合芡实粥 安神助眠、健脾益肾

原料（2人份）：

主料：芡实、百合各60克，大米100克。

调料：白砂糖适量。

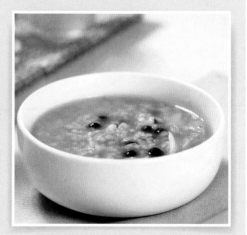

做法：

1. 先将芡实、百合用清水略浸泡，备用；大米用清水洗净。

2. 将已准备好的芡实、百合、大米一同放进锅内，加入适量清水，大火烧开，转小火熬煮。

3. 煮至粥稠，加入少量白砂糖调味即可。

红烧栗子山药 强健脾胃、补肾强筋

原料（2人份）：

主料：板栗20颗，山药20克，熟地黄5克，鸡肉250克，冬菇5朵。

调料：食用油、盐、白砂糖、湿淀粉各适量。

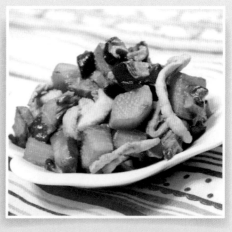

做法：

1. 鸡肉切丝，加入盐、白砂糖、湿淀粉拌匀，腌制约20分钟；板栗去壳去皮，与山药同时浸入水中约15分钟；冬菇浸软去蒂，洗净后切成丝，用少许食用油、盐、白砂糖拌匀。

2. 烧红油锅，炒热山药、板栗及冬菇，然后加入熟地黄、鸡肉丝等同炒；再加入适量水，盖上锅盖，烧至板栗熟软，汁液将干时，加入湿淀粉勾芡即成。

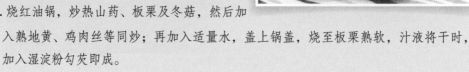

糖醋黄花鱼 健脾舒胃、安神补虚

原料（2人份）：

主料：鲜黄花鱼1条，胡萝卜、青豆各30克。

调料：食用油、白砂糖、醋、酱油、料酒、湿淀粉各适量，葱少许。

做法：

1. 将黄花鱼去内脏洗净，划几刀，抹上少量酱油、料酒，腌制30分钟。

2. 将胡萝卜切成丁，与青豆一起入开水焯一下，捞出备用；将葱切末。

3. 锅内放食用油烧至八成热，放入腌制好的黄花鱼，炸至金黄色，捞出控油，盛入盘中。

4. 用锅内的底油炒香葱末，倒入开水煮沸，放入适量白砂糖、醋，加入胡萝卜丁、青豆，再用湿淀粉勾芡，最后将芡汁淋在黄花鱼上即可。

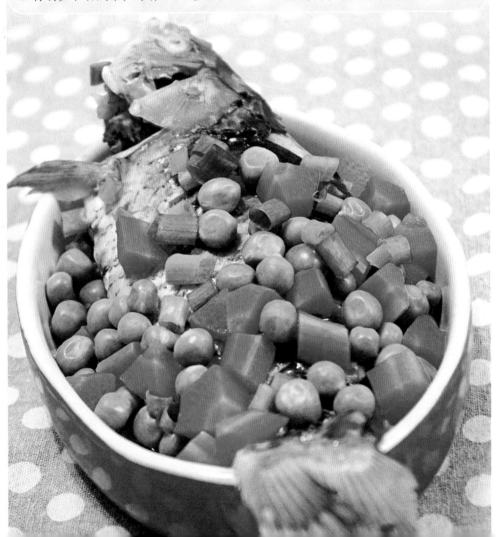

产后第三阶段：第 15 ～ 28 天

　　产后第三阶段为产后第15~28天，经历了前两个阶段渐进式的饮食调养，本阶段饮食调理的目的是催乳、补充体力、强健腰肾，以免日后腰背疼痛。本阶段可以适当加强进补，但最好还是不食用燥热食物，以免发生乳腺炎、尿路感染、痔疮等症。本阶段的饮食可以加入水果，但不要吃凉性的水果，如梨、西瓜等。蔬菜的食用量也要开始增加，以防止便秘。水果可以在室内放至室温后食用，或者将水果放在汤里一同熬制。

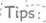

Tips

产后第三阶段调理重点

　　增强体质、滋补元气。
　　补筋骨、强腰膝。
　　清热润燥、安定心神。

曾患妇科疾病的妈妈用药膳要谨慎

　　曾患妇科疾病的产妇，如子宫肌瘤、卵巢囊肿、子宫内膜异位及乳房肿瘤等，在滋补的过程中，应注意药膳材料的选择，避免使用会刺激体内激素过度分泌、促使肿瘤细胞变化的药材，如菟丝子、淫羊藿等，因此在制作药膳前，应先咨询医生。

催乳为主、补血为辅

　　哺乳期大概为一年，所以产后初期保证乳汁顺利分泌和乳腺畅通，能给整个哺乳期提供保障。这个阶段，恶露虽然已经基本排尽，但是大量失血也会让妈妈的身体发出"警报"，妈妈会经常感觉疲劳乏力、精神倦怠，有些妈妈醒来后偶尔还会有眩晕的感觉。这个阶段可以通过饮食进行简单而方便的补血调理。

催乳与回乳的不同进补方法

　　食补催乳一直是民间广泛应用的安全的催乳方法。催乳的食物主要有：花生、鸡肉、木瓜、猪蹄等。这些食物不仅安全有效，而且在催乳的同时还能兼顾美容。奶水不足的妈妈还可以将葛根、王不留行、通草等中药加入汤中一起煲，这样的汤水可以促进乳汁分泌。哺乳期间应避免食用韭菜、麦芽等回乳食物，也不应该食用寒凉的食物，以免宝宝拉肚子。其他辛辣的食物也应尽量避免。

精选月子餐

鸡肝菟丝子汤　养肝补血

原料（2人份）：

主料：鸡肝、番茄各50克，菟丝子15克。

调料：盐适量。

做法：

1. 将鸡肝洗净，切成小块；菟丝子略洗，装入纱布袋内，扎紧袋口；番茄洗净切块。

2. 将鸡肝块和菟丝子袋一并放入砂锅内，加入适量清水，先用大火煮沸，再改小火炖30分钟至鸡肝将熟，加入番茄块稍煮至熟，捞去药袋，加盐后即可食用。

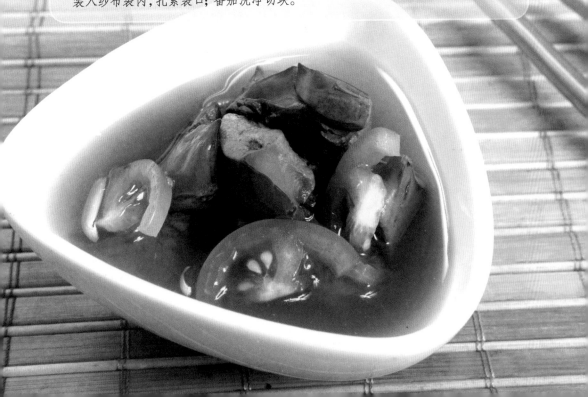

麻油鸡 补虚、固元气

原料（1人份）：

主料：鸡腿1个（约100克）。

调料：姜、葱、香油、盐各适量。

做法：

1. 鸡腿洗净斩块；姜洗净切片，葱洗净，切成葱花。

2. 锅放火上，倒入香油，将姜片爆香，然后放入鸡块略炒。

3. 加入适量水，用大火烧开，然后改小火煮，直到鸡肉熟透，撒上葱花，加盐调味即可。

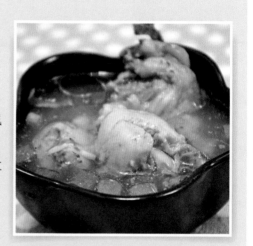

板栗枸杞子乳鸽汤 滋肝润肺、益气养血

原料（2人份）：

主料：板栗10颗，乳鸽肉150克，枸杞子15克。

调料：葱段、姜末、盐、料酒各适量。

做法：

1. 将乳鸽收拾干净，斩成块，放开水中汆烫，去尽血水待用；板栗去壳去皮；枸杞子洗净。

2. 将所有食材放入砂锅中，加入姜末、葱段、料酒，用大火烧开，改小火煲90分钟至肉熟，再放入适量盐调味即可。

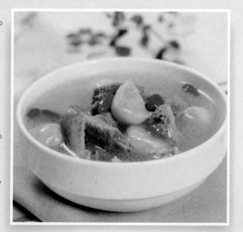

莴笋薏米粥 通利下乳

原料（2人份）：

主料：莴笋、猪瘦肉各30克，薏米100克，
　　　枸杞子3克。

调料：盐、香油各适量。

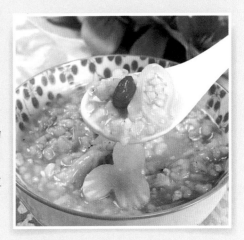

做法：

1. 莴笋洗净去皮，茎切片，叶切段；猪瘦肉切末；薏米、枸杞子洗净备用。

2. 将上述食材放入锅中，加水，大火烧开，改小火慢煮；煮到粥黏稠时，放入盐和香油，再稍煮一会儿，即可盛出食用。

鲤鱼炖丝瓜 通乳、排毒

原料（3人份）：

主料：鲤鱼2条（约500克），丝瓜50克。

调料：盐、葱、蒜各适量。

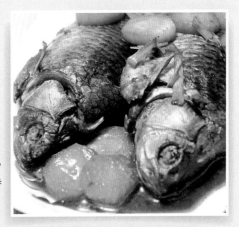

做法：

1. 鲤鱼去鳞、去内脏，洗净；丝瓜去皮切片；葱、蒜切末。

2. 锅中加水，放入鲤鱼，开火炖煮，鱼肉快熟时，加丝瓜片、葱末、蒜末继续炖煮20分钟，待丝瓜入味后加盐调味，即可食用。

黑芝麻炖猪蹄 催乳、养颜

原料（2人份）：

主料：黑芝麻50克，猪蹄500克。

调料：盐适量。

做法：

1. 将黑芝麻放入锅中翻炒，炒香后取出备用；猪蹄洗净后剖成两半，放入开水中煮5分钟，捞出洗净沥干。

2. 砂锅中注水，放猪蹄后用大火烧开，改小火炖煮，直到猪蹄熟烂时放入盐，关火出锅，撒上黑芝麻即可食用。

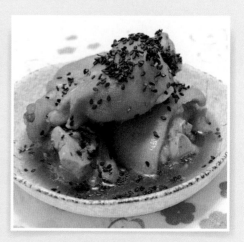

茭白炒虾米 催乳、除烦

原料（2人份）：

主料：虾米50克，茭白300克。

调料：食用油、盐、白砂糖各适量。

做法：

1. 虾米洗净；茭白去皮，切成片，焯水沥干备用。

2. 热锅放食用油烧热，将虾米爆香，然后放入茭白片、盐、白砂糖及少许水，翻炒均匀即可出锅。

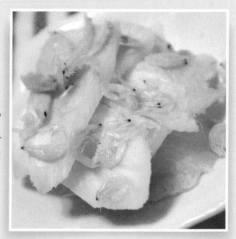

莲藕干贝排骨 补气养血、益胃健脾

原料（2人份）：

主料：莲藕200克，排骨500克，干贝50克。

调料：盐、葱花各适量。

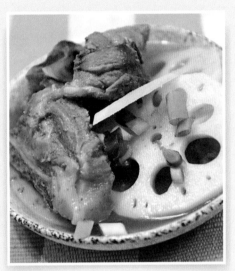

做法：

1. 提前一晚将干贝用10倍的水浸泡，浸泡的水留着备用。
2. 莲藕洗净，削皮，切片；排骨氽烫，捞出洗净沥干。
3. 将所有食材放进砂锅里，加6倍的水（含浸泡干贝的水），开大火煮开后，改用小火炖2小时，加盐和葱花调味即可食用。

口蘑炒豌豆 增进食欲

原料（2人份）：

主料：鲜口蘑100克，鲜豌豆200克。

调料：食用油、酱油、盐各适量。

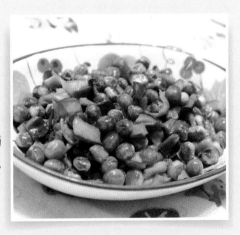

做法：

1. 鲜豌豆洗净；鲜口蘑去蒂、洗净，切成丁。
2. 锅中放食用油，烧热后放入口蘑丁、豌豆煸炒片刻，然后放入酱油、盐，用大火快炒至熟，即可出锅。

红枣枸杞子茶 补气养血、养肝明目

原料（1 人份）：

主料：红枣 6 颗，枸杞子 1 茶匙。

做法：

1. 红枣稍微清洗，在表面划数刀；枸杞子洗净泡水。

2. 将所有食材放入碗中，加适量清水，放入蒸锅蒸 20 分钟，取出即可饮用。

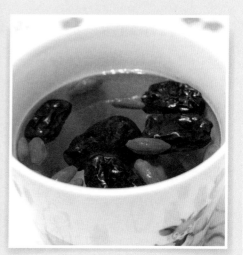

海带炖公鸡 催乳、补身

原料（2 人份）：

主料：公鸡肉 100 克，干海带 10 克。

调料：盐少许。

做法：

1. 干海带放水中浸泡 30 分钟，洗净切丝；公鸡肉洗净切块。

2. 锅里加水，放入公鸡肉块，用大火烧开，放入海带丝，转小火炖煮，肉烂熟后加盐出锅即可。

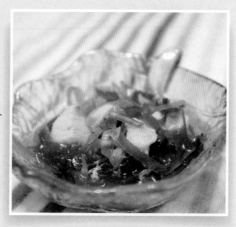

红豆鲫鱼汤　补气养血、利水消肿

原料（2人份）：

主料：鲫鱼1条，红豆50克。

调料：食用油、料酒、姜片、葱末、盐各适量。

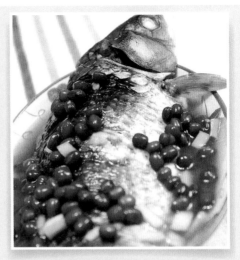

做法：

1. 红豆冲洗干净放入煲中，加入足量水，浸泡30分钟；鲫鱼去内脏及鳃，清洗干净。

2. 将浸泡红豆的汤煲置于炉火上，开大火煮沸，转小火煲30分钟，至红豆酥烂。

3. 热锅，加入适量食用油，烧至七成热，放姜片爆香，放入鲫鱼，改用中火，两面各煎2分钟。

4. 把煎好后的鲫鱼放入红豆汤煲中，大火煮到沸腾，加少量料酒，转小火炖15分钟，撒葱末、盐调味即可。

丝瓜炒虾仁　清暑、催乳

原料（2人份）：

主料：丝瓜200克，鲜虾70克。

调料：食用油、湿淀粉、料酒、盐、姜、蒜、高汤各适量。

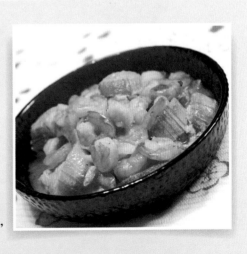

做法：

1. 鲜虾去头去壳，在虾身上划开，挑出虾线，用料酒、湿淀粉腌制10分钟；丝瓜去皮，切滚刀块；姜切丝，蒜切片。

2. 锅中放食用油，烧热后，放入腌制好的虾仁，炒至变色，盛出备用。

3. 锅中重新放食用油，油热后放入姜丝、蒜片炒香，放入丝瓜炒至变软，再放入虾仁一起翻炒均匀。倒入适量高汤，煮一会儿，大火收汁，加少许盐调味即可。

水晶肘子 滋阴补虚、养血益气

原料（4人份）：

主料：猪肘子1个（约1000克），猪肉皮150克。

调料：盐、料酒、葱白、姜、高汤各适量。

做法：

1. 将猪肘子用温水泡30分钟，用刀刮净皮上的毛和油泥，洗净，剔去骨头，放入开水中煮至七成熟，取出备用。

2. 将猪肉皮用刀刮净皮面油泥，洗净，放入开水中烫一下捞出，再洗净，切成长条。

3. 将葱白切成段，姜切成块，用刀拍一下；将肘子皮朝下码在大碗内，加入猪肉皮条、葱段、姜块、盐、料酒、高汤，放入笼屉内蒸烂出锅。

4. 将肘子捞入另一只大碗内，把汤内的葱段、姜块、肉皮去掉，用三层纱布滤去杂质，倒在肘子碗内。

5. 放凉，待凝结成冻，食用时把肘子带冻切成0.5厘米厚的片，码在盘内即成。

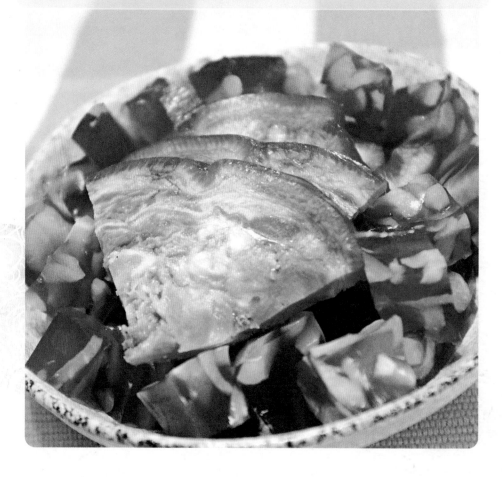

产后第四阶段：第 29 ～ 42 天

产后第29~42天为第四个阶段，此阶段饮食通常宜采用温润的补方，仍然不宜食用生冷食物。饮食最好清淡，不要过于油腻，还要限制热量的摄入，以免进补过度，造成脂肪堆积。由于妈妈有哺育宝宝的重任，所以应注意摄取充足的营养，不要急于减少食量或只吃素食。平时要多喝白开水，含有糖分的饮料最好停止饮用。

Tips:

产后第四阶段调理重点

调补气血，养颜瘦身。
滋补强身，增强体力。
改善体质，调理宿疾。
调节身体功能，增强免疫力。

调整体质的黄金时期

本阶段堪称调理身体的黄金时期。因为怀孕、生产的关系，妈妈子宫内的血液循环会比较顺畅，气血活络，在整个月子期间如能好好调养，通常原有的一些妇科病，如原发性痛经、月经不调以及手脚冰凉等情况都会有所改善。

特殊饮食方案

坐月子期间的进补食材多为动物性食品，但有很多妈妈崇尚素食，如果是素食主义者，体内可能会缺乏蛋白质和 B 族维生素。不用担心，素食者可以通过进食特定的素食来最大限度地补充所需营养，如五谷杂粮、深绿色蔬菜、菇类、豆类、坚果类，以及山药、莲子、红枣、黑枣等。

有助于稳定情绪的食物

因为分娩造成生理和心理变化，可能会导致妈妈情绪不稳，这时可以通过食用一些食物来缓解，如喝点玫瑰花茶，适当吃点红枣、黑枣、桂圆、巧克力等甜食，或者适当食用具有安神作用的茯苓、莲子、莲藕等食物，都会有效果。

食物同类互换可丰富膳食结构

在坐月子期间，为了营养充足，要从各类食物中获取蛋白质、碳水化合物、脂肪、维生素以及矿物质。另外，为了使每日膳食能多种多样，可选用品种、形态、颜色、口感多样化的食物，进行同类互换，即以粮换粮、以豆换豆、以肉换肉。如大米可与面粉或杂粮互换，馒头可与面条、烙饼互换，大豆可与豆制品或其他豆类互换，猪瘦肉可与鸡、鸭、牛、羊、兔肉互换，鱼可与虾、蟹互换。

妈妈在月子期间不可盲目节食减肥

产后的身材通常比怀孕前要臃肿一些，一些新手妈妈一时之间难以接受，在月子期间就急于节食减肥。这样做不但对自身健康不利，对宝宝也有害无益。因为如果哺乳所需的营养与热量不足，就会导致宝宝营养不良。为了满足宝宝哺乳需要，妈妈一定要多吃营养丰富的食物，每天要摄取足够的热量。

精选月子餐

西蓝花鸽蛋汤 滋阴养颜、润泽肌肤

原料（1 人份）：

主料：鸽蛋 3 个，西蓝花 150 克。

调料：盐、葱、姜、香油、高汤各适量。

做法：

1. 西蓝花瓣小朵，洗净控干水分；葱、姜切末。
2. 清水放至锅中，大火烧开后放鸽蛋，转小火，煮熟后将鸽蛋捞出，去皮。
3. 将锅洗净，加入高汤，放入西蓝花，用大火煮开，加入鸽蛋稍煮，然后加盐，撒葱末、姜末，淋入香油调匀即可。

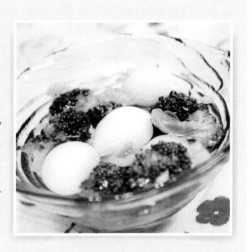

菠菜牛肉粥 润肠通便、补铁补血

原料（2 人份）：

主料：大米 100 克，牛肉馅 60 克，菠菜 30 克。

调料：盐、淀粉、葱各适量。

做法：

1. 菠菜择洗干净，放入开水中焯一下，捞起沥干水分，切碎；大米淘洗干净；牛肉馅加入少许淀粉和盐拌匀，腌制 5 分钟；葱切末。
2. 锅中加入适量清水，大火烧开后倒入大米，沸腾后转小火，继续煮 60 分钟。
3. 将切碎的菠菜、牛肉馅倒入粥锅内，小火再煮开，至肉末熟、米烂，加盐、葱末调味即可。

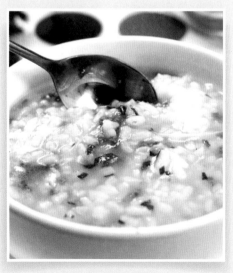

枸杞子红枣粥 补血养颜、强身健体

原料（2人份）：

主料：枸杞子10克，红枣4颗，大米100克。

调料：红糖少许。

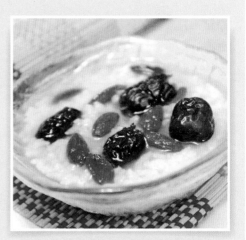

做法：

1. 红枣、枸杞子、大米洗净备用。

2. 汤锅中加水，大火烧开，放入大米，再次烧开后，转小火煮30分钟，加入红枣、枸杞子，继续煮20分钟，加红糖调匀出锅。

萝卜羊肉汤 强筋骨、补身体

原料（2人份）：

主料：胡萝卜、白萝卜各100克，羊肉180克。

调料：葱段、姜片、盐各适量。

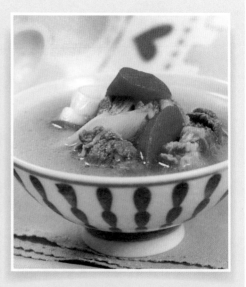

做法：

1. 胡萝卜削皮，切滚刀块；白萝卜洗净切块，用筷子钻几个孔；羊肉洗净切块，焯去血水。

2. 羊肉块放入砂锅中，加入适量清水，放葱段、姜片、胡萝卜块以及钻了孔的白萝卜块，大火烧沸后，转小火炖约50分钟，至羊肉、胡萝卜块都熟透，捞出白萝卜块弃用，放适量盐调味即可。

胡萝卜山药鲜虾 低热量、高纤维

原料（2人份）：

主料：鲜虾150克，胡萝卜1根（约100克），
山药1根（约150克）。

调料：盐适量。

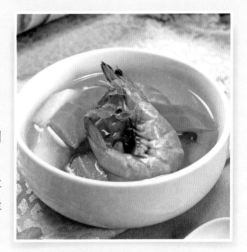

做法：

1. 鲜虾去虾线，洗净备用；山药、胡萝卜分别洗净去皮，切大块。

2. 锅中加适量水，放入山药块、胡萝卜块，大火烧开，转小火煮至胡萝卜块及山药块熟烂后，再放入准备好的鲜虾。

3. 大火烧开后，加盐调味即可。

八珍排骨汤 活血散瘀

原料（3人份）：

主料：排骨250克，当归10克，熟地、白芍、白术、茯苓、枸杞子各7.5克，川芎、甘草各5克，红枣3克。

调料：姜片、盐各适量。

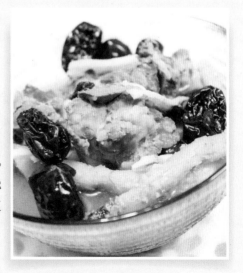

做法：

1. 排骨斩成小段，余烫去血水，捞起洗净备用。

2. 将所有材料放入砂锅中，加适量水，大火烧开，转小火炖1小时，加盐调味，继续煮至排骨熟透即可。

鸭血豆腐　补钙、补铁

原料（2人份）：

主料：鸭血50克，豆腐100克。

调料：香油、盐、葱末、高汤各适量。

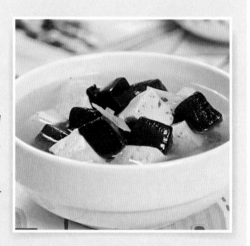

做法：

1. 先将鸭血用淡盐水洗净，切成方块；豆腐切成同样大小的方块；分别放入开水中焯一下，捞出过凉水，控净水分。

2. 汤锅置火上，倒入适量高汤烧开，放入鸭血块、豆腐块，煮至豆腐块漂起。

3. 加入盐、葱末，待汤再开，淋入香油即可。

当归炖羊肉　温暖子宫、补虚健腰

原料（2人份）：

主料：羊肉400克，黑豆100克，当归10克，红枣少许。

调料：姜片、盐各适量。

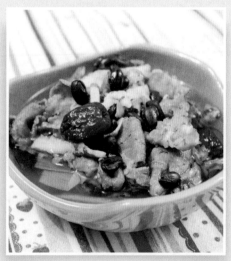

做法：

1. 羊肉洗净，切成薄片，放入锅中，加适量清水同煮20分钟，煮时要撇去浮沫及肥油。

2. 黑豆略泡后洗净，倒入锅中，加适量清水煮软。

3. 将黑豆水、羊肉连汤一并倒入炖盅内，加入当归、红枣、姜片。

4. 以小火隔水炖约4小时，加盐调味即可食用。

核桃虾仁　补钙、润泽皮肤

原料（2人份）：

主料：核桃仁 100 克，鲜虾 200 克，芦笋、胡萝卜各 50 克。

调料：蒜、盐、淀粉、蛋清、食用油、香油、料酒各适量。

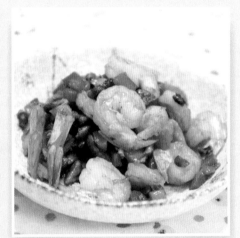

做法：

1. 将核桃仁放入开水中煮 3 分钟，捞出沥干备用；鲜虾去头、壳和虾线，从背部剖开（别切断），用盐、淀粉、料酒、蛋清抓匀，腌制 20 分钟；芦笋和胡萝卜洗净切丁，蒜切片。

2. 炒锅烧热放食用油，油热后放入煮好的核桃仁，炒至金黄色且有香味时，盛出备用。

3. 锅留底油，放蒜片爆香，放胡萝卜丁翻炒片刻，再放芦笋丁，炒熟后放腌好的鲜虾，再放适量盐，翻炒至虾肉卷起后关火，淋香油，起锅装盘即可。

益母当归煲鸡蛋　补血活血、祛瘀止痛

原料（1人份）：

主料：鲜益母草 60 克，当归 15 克，鸡蛋 1 个。

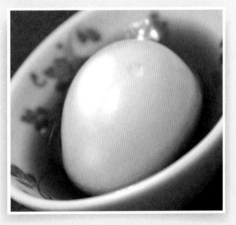

做法：

1. 将益母草去除杂质，与当归一起放入水中洗净，用 3 碗清水煎制成 1 碗汤汁，用纱布滤渣，取汤汁备用。

2. 把鸡蛋洗净，入锅煮熟，去外壳，用牙签扎数个小孔，加入煎好的汤汁中煮 10 分钟，就可以吃蛋饮汤了。

花生木瓜甜枣煲 增加乳汁、美白养颜

原料（1人份）：

主料：木瓜 750 克，花生米 150 克，红枣 5 颗。

调料：冰糖适量。

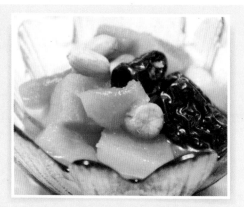

做法：

1. 木瓜去皮去籽，切块；花生米和红枣洗净备用。
2. 将木瓜块、花生米、红枣放入煲内，加入适量冰糖，大火烧开后改用小火煲 2 小时即可。

黑糯米饭 补气养血、补脾健肾

原料（2人份）：

主料：五花肉、紫洋葱丝各 50 克，黑糯米 150克，干香菇、鲜虾各适量。

调料：食用油、盐、酱油各少许。

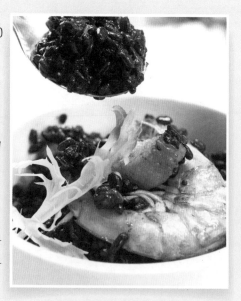

做法：

1. 黑糯米洗净，用水泡 3 小时；干香菇泡软切成丝，鲜虾洗净，去虾线。
2. 将黑糯米放入电饭煲内蒸煮，做成黑糯米饭；五花肉洗净，切成条状。
3. 锅中放食用油烧热，放入紫洋葱丝爆香，放入五花肉条、鲜虾、香菇丝和盐翻炒至熟，再放入黑糯米饭一起炒，最后加入少许酱油炒匀即可。

营养牛骨汤 养肾补髓、壮骨健腰

原料（2人份）：

主料：牛骨500克，胡萝卜、番茄各200克，
　　　洋葱50克。

调料：食用油、盐各适量。

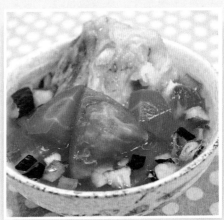

做法：

1. 牛骨斩大块，洗净，放入开水中煮5分钟，
   捞出冲洗干净。

2. 胡萝卜去皮，切大块；番茄洗净切块；洋葱
   去衣切块。

3. 锅烧热，放入1汤匙食用油，小火炒香洋葱
   块；注入适量清水煮开，加入牛骨块、胡萝卜块煮3小时，至牛骨上的肉将烂时，加
   入番茄块稍煮至熟，加盐调味即可。

田园烧排骨 促进代谢、强筋壮骨

原料（2人份）：

主料：排骨200克，玉米1根（约300克），
　　　胡萝卜1根（约200克），豆角100克。

调料：酱油、白砂糖、盐、葱段、姜片各适量。

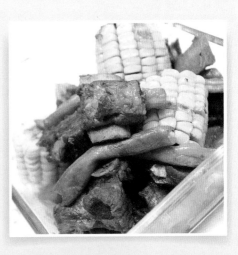

做法：

1. 玉米斩成段，胡萝卜洗净切成滚刀块，豆角
   抽筋后掰成段；排骨斩段洗净，放入开水中
   余烫，洗净沥干。

2. 将汤锅洗净，重新放入排骨段，加入开水，
   水量应没过排骨表面。

3. 放入少量酱油、白砂糖、葱段、姜片，盖锅盖用中火慢炖，待汤沸腾后转小火炖40分钟。

4. 放入豆角段、玉米段、胡萝卜块，小火炖20分钟，最后加盐出锅。

牛奶白果雪梨汤 清肺润肤、祛斑美白

原料（1人份）：

主料：雪梨1个，鲜牛奶80克，白果60克。

调料：蜂蜜、白砂糖、湿淀粉各适量。

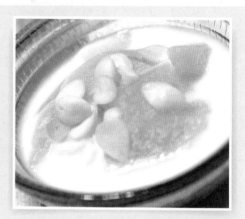

做法：

1. 雪梨去皮切块；白果去壳、去皮，取肉洗净。

2. 在锅中加入适量清水，放入雪梨块、白果，煮至熟透，加入蜂蜜、鲜牛奶，搅匀后加白砂糖，然后用湿淀粉勾芡，烧开后出锅即可。

猪肝绿豆粥 清热解毒、补铁补血

原料（2人份）：

主料：新鲜猪肝、糯米各50克，绿豆30克。

调料：盐适量。

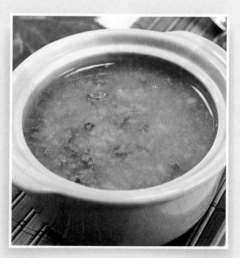

做法：

1. 猪肝切成粒状，洗净备用；绿豆洗净后浸泡1小时，备用。

2. 糯米洗净，与浸泡好的绿豆一起下锅，用大火煮沸。

3. 烧开后改用小火慢熬，煮至八成熟时，将猪肝放入锅中同煮。

4. 待猪肝煮熟后，加盐调味即可。

猪蹄金针菇汤 　安神解郁、通络催乳

原料（2人份）：

主料：猪蹄1对（约750克），金针菇100克。

调料：冰糖30克。

做法：

1. 将金针菇用温水浸泡30分钟，去蒂头，换水洗净，切成小段；猪蹄刮毛洗净，用刀斩成小块，放开水中煮5分钟，捞出洗净沥干。

2. 将猪蹄块放入砂锅内，加入适量清水，用大火煮沸，加入金针菇段及冰糖，改用小火炖至猪蹄烂熟即可食用。

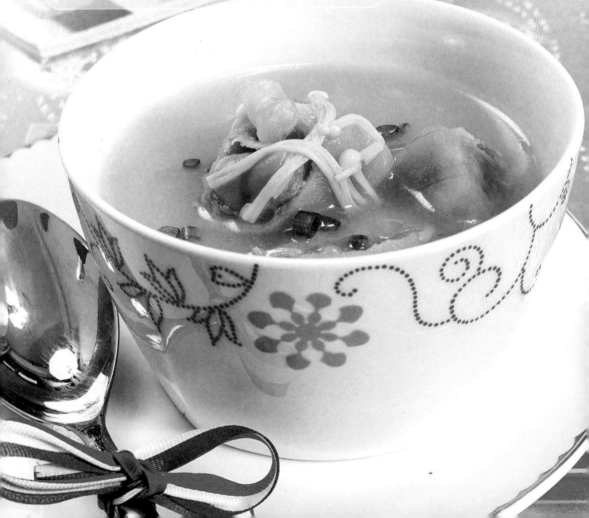

产后食疗：针对性调养食谱

产后便秘

油菜蘑菇汤

原料（2人份）：

主料：平菇50克，油菜100克。

调料：盐、鸡油各适量。

做法：

1. 将油菜洗净，切成4段；平菇洗净，撕小朵。
2. 将鸡油放入锅内烧热，放入油菜段煸炒，再放入平菇，加适量水和盐，加盖大火煮3分钟即可。

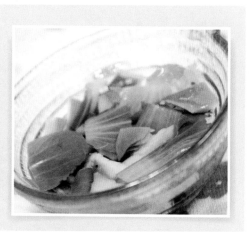

杏仁粥

原料（2人份）：

主料：杏仁10克，大米100克。

调料：白砂糖20克。

做法：

1. 将杏仁洗净，用干净的纱布包裹，备用。
2. 将大米淘洗干净，放入锅内，加入包有杏仁的纱包及适量清水同煮，待大米开花、粥汁浓稠时取出杏仁纱包，离火，待稍凉后加入白砂糖即可食用。

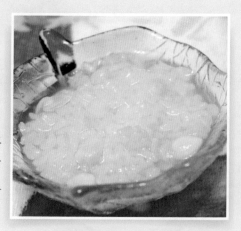

产后宫缩痛

当归益母草蛋

原料（1人份）：

主料：当归15克，川芎12克，炮姜3克，田
　　　七粉1克，益母草30克，鸡蛋2个。

调料：料酒、盐、葱白各适量。

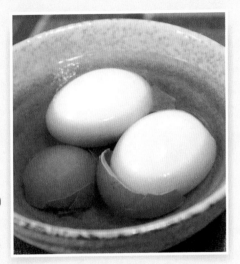

做法：

1. 将当归、川芎、炮姜、益母草、田七粉全部
　装入纱布袋内，扎紧口。

2. 把鸡蛋外壳洗净，用清水泡60分钟。

3. 将药袋置于砂锅内，加清水，用大火煮20
　分钟，将连壳鸡蛋加入同煮。

4. 蛋熟后剥壳，将鸡蛋及壳均留在药液中，加
　盐、料酒、葱白，改小火再煮20分钟即可。

杜仲猪腰汤

原料（2人份）：

主料：杜仲30克，当归7.5克，猪腰300克。

调料：姜片、盐、香油各适量。

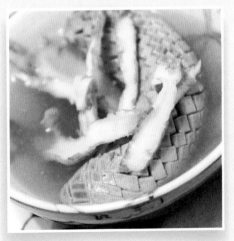

做法：

1. 猪腰去筋膜，洗净，在水中浸泡30分钟，
　再用清水冲洗干净，切成腰花。

2. 砂锅中放入4碗水，加杜仲、当归，用大火
　煮沸，转小火煮20分钟，将汤汁倒出备用。

3. 炒锅中倒入适量香油，爆炒姜片，加入汤汁
　和腰花煮开，加入盐调味即可。

产后恶露不下

生化汤

原料（1人份）：

主料：当归30克，川芎、炮姜、炙甘草各6克，
桃仁4克。

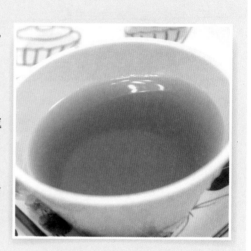

做法：

1. 将上述材料分别洗净后放入锅中，加入3碗水，大火煮沸，转小火煎至1碗水后滤出汁水，备用。
2. 将2碗水加入药渣中，大火煮沸，转小火煮至1碗水后滤出汁水备用。
3. 将两种药汁混合在一起，分2次喝。

姜楂茶

原料（1人份）：

主料：焦山楂12克，生姜3片。
调料：红糖30克。

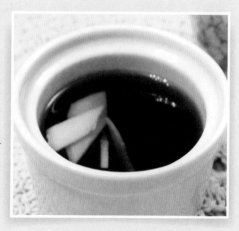

做法：

1. 将焦山楂、生姜片洗净备用。
2. 砂锅内放水，用大火烧开，加入焦山楂、生姜片、红糖，煮约30分钟即可。

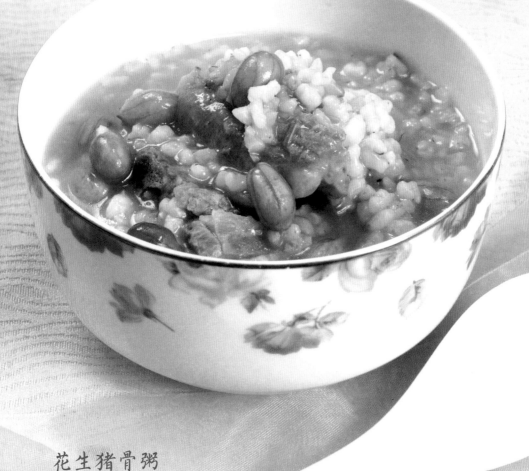

花生猪骨粥

原料（2人份）：

主料： 生花生米、大米各100克，猪棒骨300克。

调料： 猪油（炼制）、胡椒粉、香油、盐各适量。

做法：

1. 大米淘洗干净，用冷水浸泡30分钟捞出，沥干水分；猪棒骨洗净，斩段；花生米放入碗内，用开水浸泡20分钟。

2. 把锅置于火上，放入猪棒骨段、猪油和适量清水，用大火烧开后，转小火继续煮约40分钟，至汤色变白时，捞出猪棒骨，下入大米和花生米，用大火烧开，改小火继续煮约45分钟。

3. 煮至米粒开花、花生米酥软时，放盐搅拌均匀，淋入香油，撒上胡椒粉，即可食用。

产后发热

金蒲汤

原料（2人份）：

主料：蒲公英、金银花各30克，薄荷10克。

调料：冰糖适量。

做法：

1. 将蒲公英、金银花、薄荷分别洗净备用。
2. 将蒲公英、金银花用清水煮20分钟。
3. 然后放入薄荷，再煮5分钟，滤出汁水，放入冰糖即可。

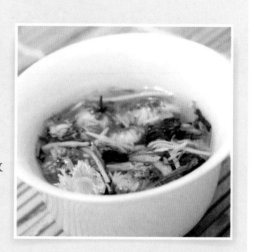

金菊茶

原料（2人份）：

主料：金银花、菊花各15克。

调料：红糖20克。

做法：

1. 将金银花、菊花洗净备用。
2. 将金银花、菊花放入茶杯中，加入红糖。
3. 取烧开的开水倒入杯中，浸泡15分钟左右，即可饮用。

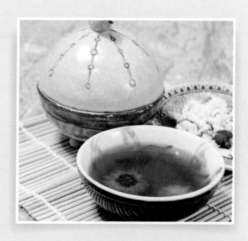

产后水肿

红豆薏米姜汤

原料（2人份）：

主料：红豆、薏米各50克。

调料：老姜5片，白砂糖少许。

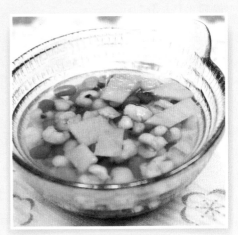

做法：

1. 红豆和薏米浸泡3小时后捞出。

2. 红豆、薏米与老姜片一同放入锅中，先用大火煮开，转小火继续煮40分钟。

3. 待红豆、薏米煮熟软后，再加入少量白砂糖，即可食用。

熟三鲜炒绿豆芽

原料（2人份）：

主料：绿豆芽150克，熟猪瘦肉、熟鸡肉各85克，熟火腿50克。

调料：食用油、香油、盐、白砂糖各适量。

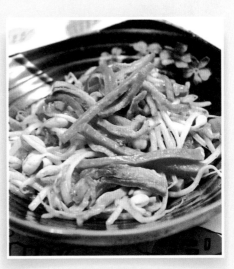

做法：

1. 先将绿豆芽放入清水中，洗去外壳，换水洗净，沥干备用；熟猪瘦肉、熟鸡肉、熟火腿切丝。

2. 炒锅置于火上，烧热倒入食用油，放入绿豆芽，用大火快速煸炒数下，加入猪瘦肉丝、鸡肉丝、火腿丝煸炒，放少量白砂糖、盐调味，淋上香油翻炒均匀，即可出锅。

产后褥汗

泥鳅紫菜汤

原料（1人份）：

主料：泥鳅100克，紫菜5克。

调料：盐适量

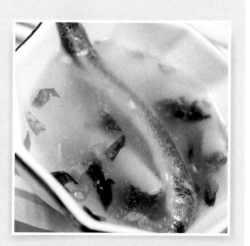

做法：

1. 泥鳅用清水养10天左右，令其把肠内污物排泄干净；紫菜用清水浸泡洗净。
2. 锅中加水烧开，将泥鳅放入，加盖煮20分钟，再放入紫菜煮10分钟，加盐后即可食用。

糖醋莲藕

原料（2人份）：

主料：莲藕500克。

调料：食用油、香油、料酒、白砂糖、米醋、盐、葱花各适量。

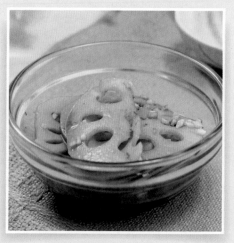

做法：

1. 将莲藕去节、削皮，切成薄片，用清水洗净。
2. 炒锅置火上，放入食用油，烧至七成热，撒上葱花略煸，倒入藕片翻炒，加入料酒、盐、白砂糖、米醋继续翻炒，待藕片炒熟，淋入香油即成。

产后恶露不尽

参芪胶艾粥

原料（2人份）：

主料：黄芪、党参各15克，鹿角胶、艾叶各6克，
　　　升麻3克，当归10克，大米100克。

调料：白砂糖10克。

做法：

1. 将党参、黄芪、艾叶、升麻、当归放入砂锅
　煎成浓汁，去渣留汁备用。
2. 加入大米、鹿角胶、白砂糖煮至米熟即可。

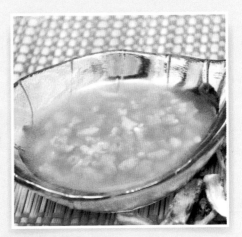

参芪鸡

原料（4人份）：

主料：党参80克，黄芪60克，母鸡肉500克，
　　　红枣5颗。

调料：姜、盐各适量。

做法：

1. 母鸡肉洗净，斩成大块；黄芪与党参剪成小
　段，用清水泡洗干净；红枣洗净；姜切片。
2. 将所有食材放进炖盅里，注入适量清水，加盖。
3. 大煲里注入适量清水，隔水炖2.5小时，放
　适量盐调味即可食用。

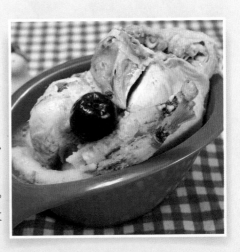

高血压

芹菜肉包

原料 (2人份)：

主料：芹菜200克，猪肉250克，粉丝100克，面粉400克。

调料：食用油、姜、葱、酵母、盐各适量。

做法：

1. 面粉中加适量酵母、清水和成面团，加盖保鲜膜，放置温暖处发酵。

2. 芹菜择好洗净，用水焯一下，控干水后切碎；粉丝泡软切碎；猪肉剁成肉馅；葱、姜切末。

3. 肉馅中拌入葱末、姜末，加适量盐、食用油拌匀，然后放入芹菜末拌匀。

4. 将发酵好的面团揪成大小均匀的剂子，将剂子按扁，擀成圆饼状的包子皮。

5. 将馅料放入包子皮，捏成有若干褶的包子；蒸锅加水，烧开，将包子均匀摆在蒸屉上，大火蒸15分钟后关火，静置3~5分钟后再揭开锅盖，即可装盘食用。

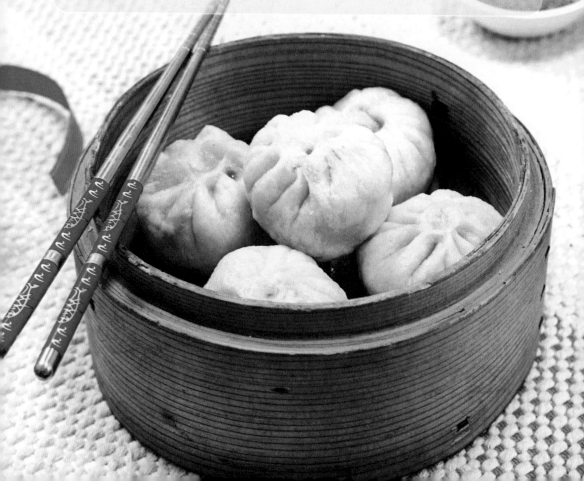

鹌鹑山药粥

原料（2人份）：

主料：大米100克，鹌鹑肉300克，山药50克。
调料：姜、葱、盐各适量。

做法：

1. 山药洗净去皮，切成丁；大米淘洗干净，用清水浸泡30分钟，捞出沥干水分；将鹌鹑肉去骨，切成小碎块；将葱、姜洗净，分别切成葱末、姜丝备用。

2. 将大米、山药丁、鹌鹑肉一同放入锅内，加入约1000毫升清水，先用大火烧沸，然后改用小火慢煮，至米烂肉熟时，加入姜丝、葱末、盐调味即可。

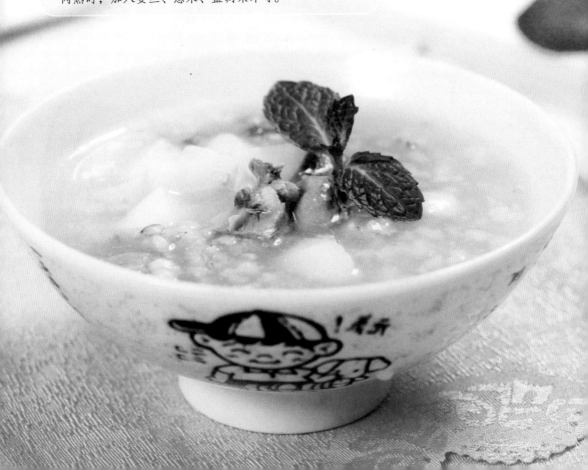

高血脂

紫米红豆甜粥

原料（3人份）：

主料：紫米、糯米各100克，红豆、薏米、莲子各1小杯，
　　　红枣10颗。

调料：红糖适量。

做法：

1. 红豆、薏米、紫米、糯米洗净，浸泡30分钟；红枣、
   莲子洗净。

2. 锅中放水，加入所有食材，先用大火煮沸，然后改小火
   煮90分钟，至粥呈黏稠状，加入红糖即可。

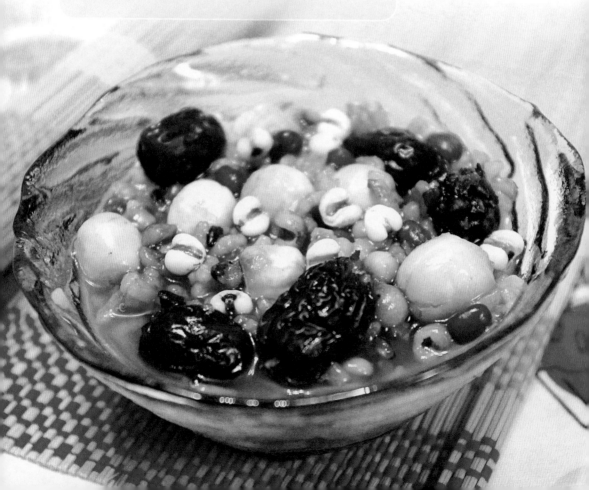

南瓜烩豆腐

原料（2 人份）：

主料：南瓜 200 克，嫩豆腐 1 块（约 100 克），豌豆
　　　仁 20 克。

调料：酱油、盐、香油、姜片各适量。

做法：

1. 南瓜去皮和籽，洗净切块；嫩豆腐切块。

2. 香油入锅加热，姜片爆香，放入南瓜块，用小火煎
　　至九成熟，然后压成泥，放入酱油、清水烧开。

3. 加入嫩豆腐、豌豆仁，煮至熟烂，再放入盐调味即可。

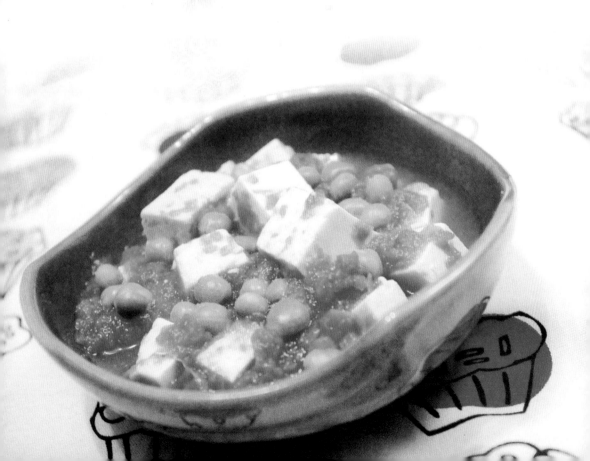

高血糖

红豆麦片粥

原料 (2 人份)：

主料：红豆、燕麦片各 50 克，炼乳 15 克。

做法：

1. 红豆洗净，在水中浸泡 4 小时。
2. 将红豆放入开水中煮 30 分钟。
3. 加入燕麦片继续煮，直至二者熟烂，淋入炼乳，即可盛出食用。

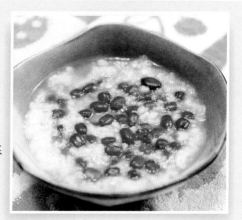

素食

蜜汁糯米藕

原料 (2 人份)：

主料：藕 2 节（约 250 克），糯米 100 克。
调料：白砂糖 200 克，糖桂花 2.5 克。

做法：

1. 选用粉质较大的粗藕洗净，各切去两端的藕节，放入水中浸泡备用。
2. 糯米放清水中浸泡 2 小时左右，淘洗干净，灌入藕孔中，盖上削下的藕节，插入竹签固定住，放入盘内，上笼蒸 1.5 小时左右取出，切成 2 厘米厚的圆片，整齐地摆在盘子里。
3. 锅中放白砂糖、糖桂花和水（约 150 毫升）烧开，待糖溶化后浇在藕片上即可。

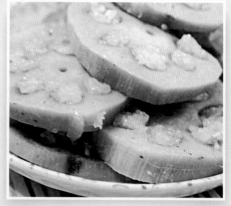

乙肝

猪肉香菇打卤面

原料 (2 人份)：

主料：豆腐干 30 克，水发香菇 20 克，猪瘦肉、
　　　面条各 50 克。

调料：豆瓣酱、盐、葱、姜、蒜、白砂糖、酱油、
　　　湿淀粉、高汤各适量。

做法：

1. 将豆腐干、猪瘦肉、香菇切小丁；葱、姜、
　 蒜切末。

2. 用湿淀粉、白砂糖、酱油调成芡汁。

3. 锅内放油，依次放入豆瓣酱、葱末、
　 姜末、蒜末、肉丁、香菇丁和豆
　 腐干丁，炒出香味。

4. 在锅内加入高汤，用中火烧沸后
　 放入芡汁和盐，调制成卤，盛出
　 备用。

5. 将面条煮熟，浇上卤汁，即可食用。

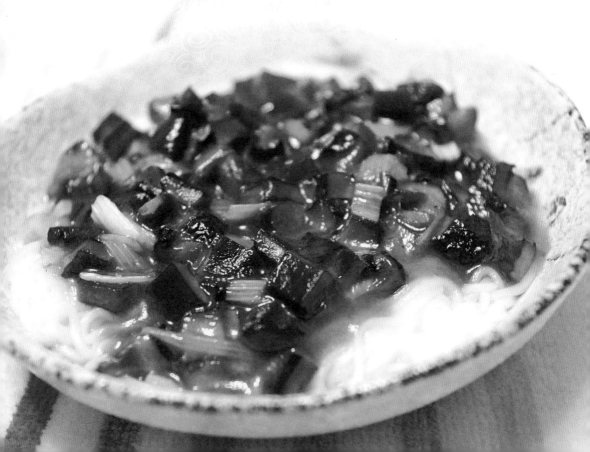

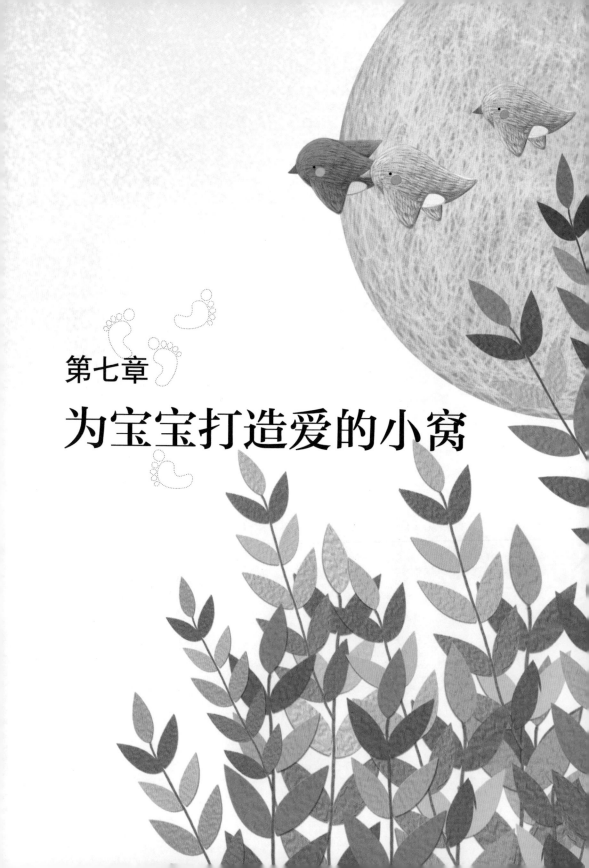

第七章

为宝宝打造爱的小窝

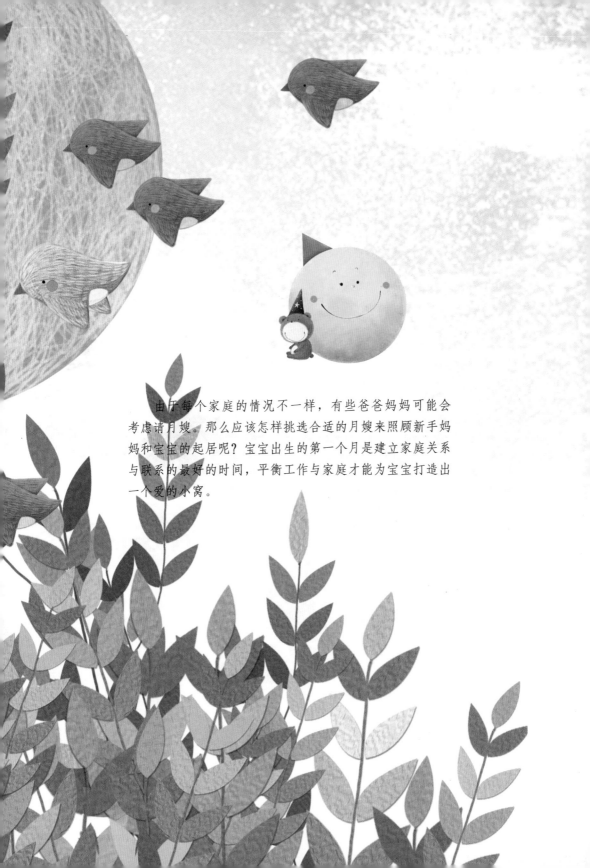

　　由于每个家庭的情况不一样，有些爸爸妈妈可能会考虑请月嫂。那么应该怎样挑选合适的月嫂来照顾新手妈妈和宝宝的起居呢？宝宝出生的第一个月是建立家庭关系与联系的最好的时间，平衡工作与家庭才能为宝宝打造出一个爱的小窝。

需要月嫂帮忙

很多新手妈妈都会在宝宝刚到来的时候忙得焦头烂额，得不到充分的休息，进而影响心情与身体恢复。这时候就需要一个称职专业的月嫂来帮忙。当然，很多妈妈也希望能够事事亲力亲为，充分感受为人母的快乐。需不需要月嫂，需要什么样的月嫂，是需要你和丈夫共同商议决定的。

如何找到靠谱月嫂

找月嫂可以通过母婴家政服务中心，还可以通过熟人介绍。不论是哪种方式，都需要提前至少 3 个月定好，并且要慎重选择。如果是通过熟人介绍，也要搞清楚自己的需求都有哪些，最好列个清单出来，逐一核实，因为别人认为好的月嫂未必就是自己心仪的人选。如果是通过母婴家政服务中心找，务必要选择正规的公司，考察对方的资质、从业年限、规模等，确定之后与公司签订正式的合同，以保障后期服务质量。并且要和选定的月嫂本人再三沟通，将自己的需求逐一核实，不能只听信服务中心的一面之词。如果有必要，可以选择几家服务中心进行比较、筛选。

事先约定好月嫂职责

请一个月嫂到家里来，需要她做哪些事情，在每个家庭中多少会有些不同。月嫂不同于普通的家政服务人员，最好在约定时双方都讲清楚，以免在服务期间产生不必要的矛盾，影响坐月子。当双方沟通清楚后，就要给予月嫂充分的信任。

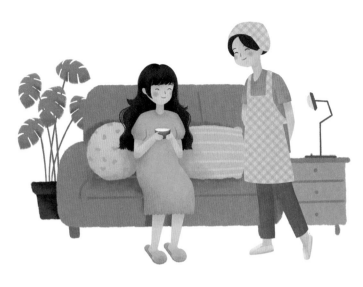

月嫂可以帮助妈妈对宝宝进行基本的护理

月嫂的首要工作是照顾新生宝宝。月嫂需要指导新手妈妈正确的母乳喂养方法，当需要喂奶时将宝宝抱到妈妈身边。每天给宝宝洗澡、按摩、换衣服、换尿布。观察宝宝每天的情况，是否有体温变化，是否出现异常状况，并且及时将宝宝的情况告诉妈妈。对宝宝的衣物进行清洗和消毒。宝宝出生头几天还要进行脐带护理，需仔细照料，防止出现红臀、尿布疹等情况，对大便、情绪等进行细致的观察和护理。有些宝宝可能还会出现鹅口疮、黄疸等症状，也要给予相应的观察和护理。还要对月子里的宝宝做早期的潜能开发，并且帮助其逐渐养成良好而规律的作息习惯。

月嫂对妈妈的照顾

月嫂要对妈妈每天身体的变化有所了解，比如恶露情况、睡眠情况、奶水情况等，并给予科学的指导。有些妈妈的奶水下不来，要及时帮其按摩乳房通乳，解决胀痛问题，保障母乳喂养顺利进行。不少新手妈妈的情绪会不稳定，月嫂应该多与其进行沟通交流，舒缓其情绪，保证其心情愉悦。还要正确指导妈妈做产褥操，尽快助其恢复体形。最为重要的是，月嫂应该为妈妈合理搭配、制作可口的月子营养餐。现在还有外送的月子餐，也是不错的选择。如果选择订餐，也应该提前试吃然后有选择地预订；并且与月嫂事先沟通好，如果不做月子餐，可以帮助做家里其他成员的饭菜，或者做些其他的家务。

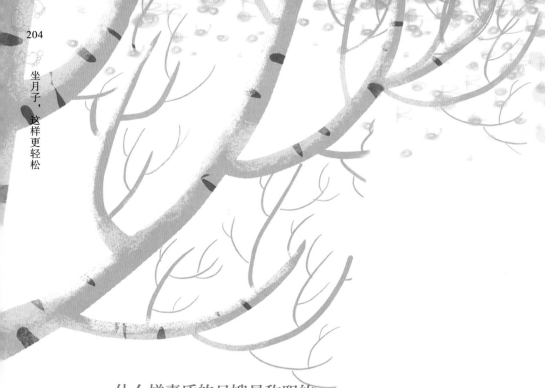

什么样素质的月嫂是称职的

每个人对月嫂的要求不同，在选择时考虑的重点是就同同。但大体上来说，以下几点是优质月嫂必备的素质。

专业、娴熟的技术

这一点也就是我们常说的经验丰富，并且有科学性，这也是妈妈最需要的。有一些月嫂虽然有经验，但都是过去的旧观念，这样的就不可取。

讲卫生的好习惯

这是家政人员应该具备的基本素质，月嫂必须严格遵循。

积极参与配合

月嫂是住在家里的，将在一个月中和雇主一家人生活在一起，应该具备很快融入一个陌生家庭的本领，清楚自己的定位，服务好雇主。

亲切乐观中立的态度

月子里如果能有一个善解人意的人在新手妈妈身边，那么新手妈妈患产后抑郁症的可能性就会大大降低了。家庭中难免有各种磕磕碰碰，遇到这些情况，月嫂不能添油加醋，要保持客观中立的态度，多开导新手妈妈，帮助化解新手妈妈的不良情绪。有经验的月嫂服务过很多家庭，应懂得沟通的重要性。

喜欢孩子

照顾新生儿是月嫂很重要的一项工作内容。新生儿每 2 ～ 3 小时就会醒来吃奶，看护者会很辛苦，尤其是晚上不能睡整觉，只有对宝宝有爱心，才能坚持下去。

面试中要多了解月嫂的情况

在了解了相关的知识后，一定要和月嫂当面沟通，了解月嫂的家庭情况、工作情况。比如"在以往的工作中，最快乐的事情有什么，最难处理的事情有什么，每天都需要处理的事情有什么，处理常规事情的时间通常是多久？""家里都有什么人，是否有可能临时请假？"，等等。必要时可以把这些问题都记下来，逐一询问。

请月嫂也需要家人的支持

月嫂是个特殊的职业，需要和妈妈 24 小时待在一起，并且是要走进家庭，因此妈妈应和家里人商量一下，得到全家人的支持也是很有必要的。

Tips：

面试月嫂时应注意以下几点

月嫂的背景

✚ 问问她，宝宝一般会有什么需要，照料宝宝有什么经验。

✚ 问问她获得了哪些相关资格证书。

✚ 看看她的证明书或介绍信。

✚ 问问她有没有过敏性疾病，或者可能影响工作的其他疾病。

✚ 问问她会不会在工作时吸烟或饮酒。

月嫂照顾宝宝的方式

✚ 问问她照顾宝宝时的想法。

✚ 问问她对待哺乳的态度，她认为哪些食物对产妇来说是健康食物。

✚ 问问她有关安全方面的知识，应该如何将危险发生的可能性降至最低。若出现紧急情况，该如何处理。

✚ 问问她该如何约束宝宝睡觉。

✚ 问问她该如何训练宝宝按时睡觉、大小便。

✚ 也可以问问她记忆中的童年，这会影响她现在照料宝宝的方式。

工资和工作条件

✚ 商议好工资、假期、加班时间及生病如何请假等情况。

✚ 问问她每天最长可以工作几小时。

✚ 如果你们双方有一方想要终止协议，商量出一个可以接受的期限，双方在此期限之后才可以终止协议。

宝宝的幸福

在你选择了让别人帮忙照看宝宝后，就应该让自己尽快适应下来。如果宝宝一出生你就托人照看，你们一般会住在一起。你和宝宝会慢慢习惯新的环境，并且你们也开始慢慢与照看宝宝的人形成融洽的关系。如果你在宝宝旁边，他往往能感受到你心中的感受。如果你和照看宝宝的人相处得很好，并且相互信任，宝宝也能感受到这种良好的氛围。

照料宝宝要用合适的方式

照料宝宝的好办法应该既适合你，又适合宝宝，你应该从众多的选项中找出最佳答案。当你开始与他人共同照顾宝宝时，可能出现一些争执，不同担心，你们应该共同商议，及时沟通，找到大家都觉得不错的照顾宝宝办法。那么，最初的争执将会被信任取代，同时你不必再为此担忧，并有了一些属于自己的时间，心里也有了一种轻松感。但如果照顾宝宝的办法不合适，妈妈、爸爸以及宝宝都会感到心烦意乱。